城市检测基地运行管理手册

主　编　余　斐

副主编　段秀枝　宋　超

浙江检验医疗队实践经验

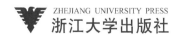

ZHEJIANG UNIVERSITY PRESS
浙江大学出版社

图书在版编目(CIP)数据

城市检测基地运行管理手册 / 余斐主编. — 杭州：
浙江大学出版社,2022.3(2022.4 重印)

ISBN 978-7-308-22388-1

Ⅰ.①城… Ⅱ.①余… Ⅲ.①医学检验－医疗卫生组
织机构－运营管理－手册 Ⅳ.①R446－62

中国版本图书馆 CIP 数据核字(2022)第 038449 号

城市检测基地运行管理手册

主　　编　余　斐
副主编　段秀枝　宋　超

责任编辑　张　鸽
责任校对　季　峥
封面设计　续设计－黄晓意
出版发行　浙江大学出版社
　　　　　(杭州市天目山路 148 号　邮政编码 310007)
　　　　　(网址:http://www.zjupress.com)
排　　版　杭州朝曦图文设计有限公司
印　　刷　浙江省邮电印刷股份有限公司
开　　本　880mm×1230mm　1/32
印　　张　5.25
字　　数　132 千
版 印 次　2022 年 3 月第 1 版　2022 年 4 月第 2 次印刷
书　　号　ISBN 978-7-308-22388-1
定　　价　68.00 元

《城市检测基地运行管理手册》
编 委 会

主　审　邵文杰　浙江省卫生健康委员会

　　　　郦卫星　浙江省人民医院、浙江省临床检验中心

　　　　陈　瑜　浙江大学医学院附属第一医院

主　编　余　斐

副主编　段秀枝　宋　超

编　委　（以姓氏笔画为序）：

　　　　刘思宇　浙江大学丽水医院

　　　　吴英萍　浙江大学医学院附属第四医院

　　　　余　斐　浙江大学医学院附属第一医院

　　　　宋　超　浙江省人民医院、浙江省临床检验中心

　　　　张子彤　上海杏和软件有限公司

　　　　张永乐　浙江省立同德医院

　　　　赵　阳　浙江大学医学院附属邵逸夫医院

　　　　段秀枝　浙江大学医学院附属第二医院

序 一

新型冠状病毒肺炎疫情到现在已持续两年多,我们经历了从原始毒株到德尔塔(Delta)变异株,以及目前的奥密克戎(Omicron)变异株疫情。散发疫情是否能迅速、有效地被控制,取决于两个字,一个是"快",一个是"准"。而"快"和"准"又有两个方面,一是核酸检测的"快"和"准",二是流调的"快"和"准",目的就是快速、准确地找到传染源,并控制传染源,从而切断传播途径。这里,核酸检测是首要任务,没有核酸检测的"快"和"准",也就不可能有流调的"快"和"准"。由此可知,核酸检测是散发疫情防控最重要的也是不可或缺的手段。

自 2020 年初新冠肺炎疫情后,相继出现了不同的散发疫情,如 2020 年 6－7 月的北京新发地疫情,7－8 月以及10－11 月的新疆乌鲁木齐、喀什疫情,2021 年 1 月的河北石家庄疫情等。上述散发疫情均在较短时间内得到了有效控制,其中一项最重要的举措就是国家从部分省(区、市)调集核酸检测队伍,并携带仪器设备、试剂和耗材,在很短的时间内(通常仅几小时)即奔赴疫区,然后又在几小时内迅速建立起具有每天 1 万管乃至数万管检测能力的检测基地。在上述疫情发生时,因职责所在,我均参与其中,每天都与来自全国各省(区、市)的核酸检测支援队进行各种技术交流和问题讨论。各地派往疫区支援的工作人员素质都很高,也很有想法,从他们身上和做法上我感受到了很多好的方面。一支临时组建的队伍,单兵能力都很强,但如何组织好,在很短的时间内相互融合好,并能打胜仗,却是很不容易的。其中,浙江队给我留下了很深的印象。例如，在 2020 年 10－11 月新疆喀什疫情期间，到后期疫情差不多得到控制时，国家卫生健康委工作组嘱托我组织浙江检验医疗队拍一组在核酸检测实际操作中可能遇到的问题及解决方法的视频，以用于对新疆同行进行培训。接受任务后，我只用了半天时间，与浙江队的骨干就拍摄内容和注意事项进行了交流。浙江队在完成当天的核酸检测任务后，利用晚上休息时间就拍摄了 6 个高质量的视频，有策划、导演、解说、操作等；此后 3 天的培训，共拍摄了从标本接收、试剂配制、各种仪器设备使用及清洁、加样、结果判断、实验室清洁、废弃物处理、初检阳性复核、样本泄漏处置等 29 个视频，为喀什留下了宝贵的核酸检测经验，也让我对浙江队骨干的高素质有了切实的体会。

浙江省临床检验中心郦卫星主任（也是本书的主审）希望我能给这本主要由浙江检验医疗队的队员们编写的《城市检测基地运行管理手册》写序。听说这本书是由支援各地的浙江检验医疗队的队员们所写，我欣然应允，浏览了该书的目录及内容，当是源于实践，又高于实践，具有很强的实用性和可操作性，相信该书的出版会给国内大规模核酸检测管理以及从事核酸检测的同行们带来大量经编委们提炼的宝贵经验。也祝贺该书的出版。

近两年，为应对新型冠状病毒肺炎疫情，全力提高核酸检测能力，全国各地建设了较多的城市检测基地，这些基地在多次疫情防控中发挥了关键作用。该书为基地的规范化管理和标准化培训提供了很好的参考。

很高兴看到该书的出版。

国家卫生健康委临床检验中心

2022 年 3 月 13 日

序　二

　　大规模核酸筛查是疫情防控的有效手段之一,可以迅速地提供基础数据,有利于防控部门及时掌握和研判疫情形势。余斐博士等浙江省检验医学领域的年轻专家,自疫情暴发以来一直奋战在一线,并且多次被派遣援助新疆、北京、河北,以及意大利等地,出色地完成了任务。

　　最近,这批年轻骨干汇聚在一起,认真总结了两年多来的抗疫经验和教训,采用通俗、精准的语言,详细地描述了城市大规模核酸检测基地的建设要旨,并整理汇总成册。我作为主审者之一,校阅过程中也备受感动。该书是他们的心血汇成之作,从字里行间可以深切体会到抗疫一线工作之重要和艰辛,书中没有任何虚的东西,尽是十分接地气也是迫切需要的技术指导干货。全书用精练的语言直截了当地阐述了检测基地建设最重要的内容和流程,其中很多表格可以直接下载使用,适用于指导检测基地紧急建设。该书适合检验人员使用,也能为基地管理者提供切实帮助。此外,该书的出版也体现了这些年轻专业人员在艰巨抗疫工作中的迅速成长,更体现了国家整体实力的不断增强。

浙江省医学会检验医学分会主任委员

陈瑜

2022 年 2 月 16 日

前　言

自新冠肺炎疫情发生以来,我们去过很多地方,如北京、乌鲁木齐、喀什、石家庄、邢台,还有宁波和绍兴等,完成了多次大规模核酸检测任务。每次任务初期,总会因为新环境、新队友和新任务等而需要调整场地布局、整理清点物资、安装调试设备、明确岗位分工、确认操作流程和制作记录表格等,往往需要经过 2～3 天的不断优化和磨合,团队的检测能力才能显著提高。

然而,初期的检测速度对疫情的防控是非常关键的。为此,我们一直在思考如何迅速缩短磨合期并承担更多的检测任务。经过反复讨论,大家一致认为现阶段迫切需要一本细致、实用的城市检测基地运行管理手册,各机动队、各城市基地可以按照手册进行准备并开展标准化培训。为此,我们结合实际工作经验编写了这本《城市检测基地运行管理手册》。我们希望本手册能帮助各地快速建设检测基地,各基地能参照本手册内容迅速、高效地开展工作,这也是我们编写本手册的初衷。

本手册包含 11 个章节及附件、附表。第一至三章主要与准备工作相关,包括场地设计、设备、物资和人员的具体需求,可以为快速建设大规模检测基地提供指导。第四至十一章围绕基地运行过程中的重要因素和关键流程,分别阐述了

1

信息系统、标本接收、岗位分工、操作流程、交接班、质量保证、标本复测、数据上报、安全管理、团队建设和后勤保障等内容,细致总结了与"准确、高效、安全"目标相关的各种经验。附件、附表部分包括基地常用的操作警示卡、流程图和记录表,可供各位同行借鉴使用。

衷心感谢浙江省卫生健康委员会、浙江省医学会检验医学分会与浙江省临床检验中心对本手册编写和出版的高度重视及大力支持。

本手册内容以总结经验为主,难免还有诸多不足之处,请各位同行参照相关指南执行并拨冗指正,以便再版时更正修改完善。

感谢所有为人民健康付出努力的人!

浙江检验医疗队

2022 年 2 月 12 日

目　录

附 表　　**操作记录表**

第一章
设计和布局

病原体核酸检测是传染性疾病疫情防控的一种重要手段。绝大多数医疗机构的核酸检测实验室仅能满足本单位的门诊或者入院需要,当开展城市大规模人群筛查时,必须提前规划额外的检测场地,储备必要的配套设施,并且建立切实可行的运行管理规范。自2020年下半年开始,全国各地陆续改造和建设固定场所实验室,采购了相当数量的移动方舱实验室和新型气膜移动实验室,其检测通量大、效率高且场地需求灵活,在多次大筛查中发挥了重要作用。

一、固定实验室

应根据检测标本的管数需求,建设相应面积的实验室。日检1万管的实验室面积一般为 $150\sim200$ 平方米,日检10万管的实验室面积一般为 $1000\sim1500$ 平方米。此外,需要根据建筑物的原本构造,围绕"各区独立、注意风向、因地制宜、方便工作"原则进行场地改造。在设计和建设时,需要全面考虑需求和细节:场地和周边环境、实验室分区、新风系统、生物安全柜、玻璃隔断和窗户、门、墙面、天花板、地面、水槽、传递窗、强电、弱电、电话、紫外灯、温湿度相关设备、监控系统、消防设施、洗眼器、实验台柜、警示标识等基础设施的布局。同时,还需要充分考虑以下几个方面。

▶ **1. 合理分区**

清洁区和污染区独立,设置一脱区和二脱区,采用机械通风系统,确保换气达到至少10次/小时。整个实验区设置独立的空调系统。临时改造的实验室若缺少缓冲区、新风系统或传递窗,应确保能开窗,必要时可使用排风扇辅助通风,确保气流不回流;同时,在流程上设置专人传送,功能区人员保持相对固定,物品不回传,尽量降低污染的可能性。

▶ **2. 控制室温**

因大规模筛查实验室设备较多，易出现环境温度失控，尤其在荧光定量聚合酶链反应仪（fluorescence quantitative polymerase chain reaction instrument，以下简称 PCR 仪）满负荷运行时，室温迅速升高，达到 30℃后就会严重影响仪器的运行效率甚至导致停机。建议在新风系统的基础上，至少在二区和三区设计可外开的窗户，并安装向外排风的大功率排风扇，但需注意排出的气流不可逆流至二区。

▶ **3. 电量负荷**

医疗队在多个基地支援时曾出现电容量不足或断电的情况，因此改造时必须估算在新风系统和空调，以及实验室设备〔生物安全柜（2000VA/台）、96 通道核酸提取仪（500VA/台）、PCR 仪（1000VA/台）〕满负荷运行时的最大电容量，必要时设置双电路，并保证重要设备单路供电。当扩增区 PCR 仪较多时，应将扩增区电路细分成多组，这样即使某一路断电，也能保证大部分设备正常运行。在条件允许的情况下，PCR 仪尽可能配置不间断电源（uninterruptible power supply，UPS），以保证设备不因供电故障而发生宕机。

▶ **4. 设置以下必要的区**

1）标本接收区：设置标本签收处，该区应当外延至建筑物一楼路面，方便大筛期间多辆运送车的通行和停放；外延区域需标识清晰，便于标本转运箱装卸；外延区域的转运箱安置可按照优先级划分专门区域，如"加急区""优先区""普通区"等，同时划分"待检箱"和"空箱"区域，做好标识，防止将未处理的转运箱当成空箱带走。该区域应空间宽敞、通风良好、具备多个外网端口和较大的操作台,以便于开箱、拆袋,以及标本整理、接收、编号和振荡等操作。此外,还需尽可能靠近二区,方便标本的传送。同时,该区最好配置1~2台生物安全柜,用于处理液体溢出的标本。

2)试剂准备区(一区):当条件受限时,可将该区设置在相对偏僻的位置,但不得与三区相邻,应保证至少放置1台超净工作台或生物安全柜、1~2个操作台、1~2台冷藏和冷冻冰箱。

3)标本制备区(二区):应尽可能宽敞,生物安全柜的占地面积建议不超过该区面积的1/3。可以选择承重货架作为设备实验台,中间放设备,上层和下层可以放置提取试剂。同时,室内设置放置待检标本、已检标本、已用提取板、拆包后的耗材等区域,且标识清晰。

4)基因扩增区(三区):面积不小于二区的一半,配置多个外网端口和实验台。每台PCR仪配备3个以上三叉电源插座,特别注意电容量和室温控制问题。若场地受限,推荐选择承重货架作为设备实验台,用笔记本电脑替代台式计算机,以便高效利用有限场地。

5)医疗废物暂存区:推荐设置在二区附近,尽可能设置污物专用通道,方便后勤人员搬运、处理垃圾。

6)库房:可将清洁区的物资库房设置在更衣室附近,实验室内的库房可设置在离二区较近的独立区域。

7)一脱区和二脱区:按值班人数估计空间大小,设置门禁、自动闭门器以及监控系统。二脱区(或者附近场地)应安装感应洗手池。

8)休息区:配置空调及充足的座椅(数量为每班次人数×2)和桌子,以供人员休息、等候、会议、培训等使用。

9)更衣室:按值班人数估计空间大小,设置男、女更衣室,并设置卫生间。

某城市基地实验室临时改造布局推荐见图1-1。

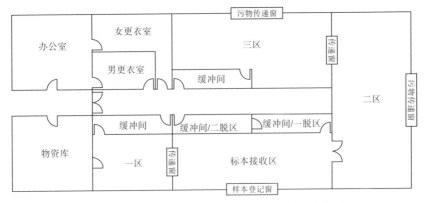

图 1-1 某城市基地实验室临时改造布局推荐图

二、移动实验室

移动实验室作为固定场所实验室的延伸和补充,具有移动灵活、响应快速、多点布局、安全可靠等突出特点,在公共突发事件的应急检测中发挥着重要作用,其设计标准参照《移动实验室设计原则及基本要求》(GB/T 29475－2012)。

用于核酸检测的移动 PCR 方舱实验室(移动方舱实验室)作为二级生物安全实验室,其安全管理基本要求参照《移动式实验室生物安全要求》(GB 27421－2015),需评估其在移动过程中的风险、移动后环境对实验室的风险、实验室活动对环境的风险,并采取适当的控制措施。根据 PCR 检测的不同功能区要求,实验室内一般设有专用的 PCR 走廊、试剂准备区、标本制备区、扩增分析区、消毒灭菌室和专用机房。整个方舱采用洁净空调送风,可避免室外环境对检测结果的影响;采用负压气流设计,防止舱内的样本、质控品及其扩增产物污染舱外环境,配合消杀措施可有效防止交叉污染。

气膜实验室则是一种快装、轻便、模块化的负压核酸检测实验室，是专门应对当下大规模筛查需要而开发的，其设计布局与移动方舱实验室类似。目前，迪安"雷迪"、艾迪康"蓝鲸"、金域"猎鹰"号等已在多次大规模筛查任务中发挥了重要作用。

（一）移动方舱实验室

▶ 1. 箱体及内部结构

移动方舱箱体长一般为 14 米或 17 米。内部核心区域同样设置有专用的 PCR 走廊（可选）、试剂准备区、标本制备区、扩增分析区；箱体侧面或者背后设有机房专用门；标本处理区外侧设置有标本接收窗口和医疗废物传递窗或门。工作人员须通过缓冲间进入各功能区内，标本和试剂通过传递窗传递（见图 1-2 和图 1-3）。根据二级生物安全实验室的要求，移动方舱实验室一般设置有高压灭菌室，但是鉴于目前新冠病毒检测标本均采用灭活管采集，不需要高压，因此可以取消此区，也可作为临时的物资储备间；若有需要，则可在现场专门设置高压灭菌区替代。另外，移动方舱实验室必须充分考虑夏季舱内温度控制的问题，新风系统和空调系统非常重要。

带车头的移动方舱实验室的上车楼梯建议配置双侧扶手，且确保牢固稳定，阶梯设计防滑。室内重要仪器仅采用绑带固定往往不够稳固，需要有更好的固定方式，建议加锁固定，确保车辆行驶时仪器设备不会掉落。此外，还需配备 50 米及以上的电缆。

各区主要设备和人员配置需求：为提高移动方舱实验室的日检测能力，在设计方舱时应充分考虑设备的配比，如 PCR 仪台数和 96 通道核酸提取仪台数可按照 4∶1～3∶1 配置。长 17 米的方舱实验室可分别配置 18 台 PCR 仪和 5～6 台核酸提取仪，生物安全柜工位数不少于 5 个。长 14 米的方舱可分别配置 12 台 PCR 仪和 4 台核酸提取仪，生物安全柜工位数不少于 4 个。

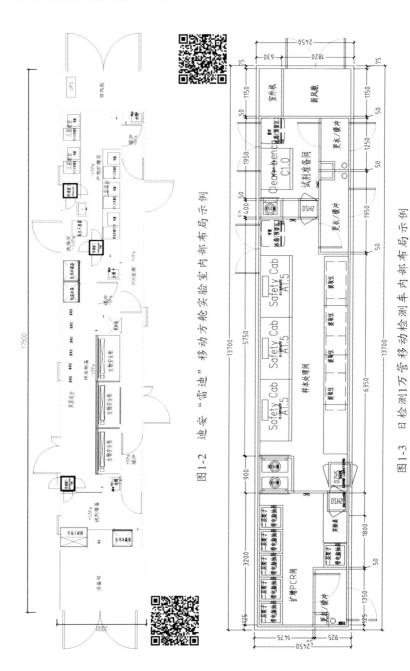

图1-2 迪安"雷迪"移动方舱实验室内部布局示例

图1-3 日检测1万管移动检测车内部布局示例

由于大规模筛查时常需多舱并用,方舱实验室间的设备可能混用,因此所有大小设备必须粘贴唯一标签,注明所属单位和编号。

在不考虑标本接收、运送、保洁等辅助人员配置的情况下,每个移动方舱实验室日检测量按照 1.0 万～1.5 万管计算,每班次建议舱外协调、一区、二区和三区的队员分别是 1 人、1 人、5 人、1 人;多舱并用时,可以 2～3 辆车配 1 名舱外协调的队员。

建议每车至少应急储备 1 万人份试剂和相关耗材(按照第二章表 2-4 配备)。

▶2.场地和周边配套要求

1)室外或者室内(在雨雪天或气温过高时,尽可能选择室内、雨棚内或遮阳棚内),场地需为硬化地面,地面平整,可承重 25 吨/辆车的重量,单个 17 米方舱放置的最小面积需求为 22 米×6 米(不包括辅助用房用地)。

2)不带车头车挂的移动方舱实验室,现场应满足 50～80 吨吊车进入操作,吊车作业区域内不能有窨井盖、水管等非承重类地面。

3)方舱运输车辆为 17.5 米以上的平板车,转弯半径不能小于 20 米,总高度不能小于 4.5 米。车辆进入场地的道路需足够宽敞,不能存在长大于 7 米且角度大于 10°的斜坡。

4)单舱一般需要 50～80 kW 的电力,电压 380 V,前端接 100 A 断路器。地面上过道处的管线上铺设斜坡,防止工作人员绊倒。

5)标本接收区和每车各一路外网光纤,并且不低于 50 兆,建议整个移动方舱实验室区域内覆盖无线网络。

6)进排水(选配),若不接水源到舱内,应在二脱区或污染区出口处设置流动水洗手设施。

7)确保夜间实验室外围照明良好,尤其是车与车之间,车与标本接收室之间,应避免间距较窄,光线被遮挡。

8)采用若干个集装箱或帐篷(常见集装箱底面一般为 3 米×6 米,帐篷底面一般为 3 米×4.5 米),在方舱外部分别设置标本接收区、物资耗材暂存区、医疗废物暂存区,舱门出口或者靠近清洁区的出口采用若干帐篷设置个人防护用品一脱区和二脱区。多个方舱组合设置示例见图 1-4,需要根据现场实际情况进行调整(见图 1-5)。标本接收区设置应考虑下雨、炎热或寒冷等异常天气情况,必要时配备空调和取暖器等。若采用集装箱设置标本接收区,一般建议每3个方舱配置一个集装箱用于接收标本。

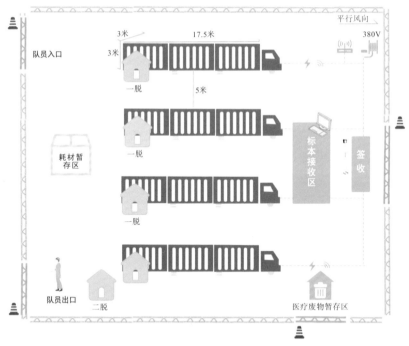

图 1-4　多个方舱组合布局示意

9)移动方舱基地应使用隔离带明确分区,防止无关人员或车辆误入。明确告知不同运送车辆的运送路线,如送样车辆需清楚

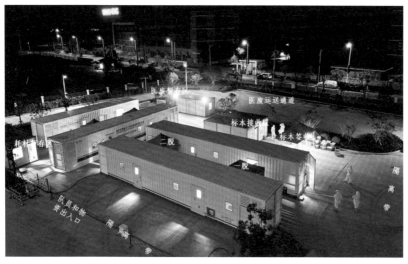

图 1-5　多个方舱组合设置案例（上虞崧厦方舱基地）

标本接收区入口位置，物资供应车辆需清楚清洁区入口位置，医疗废物转运车辆需清楚医疗废物集中出口位置。污染区使用隔离带分隔，必须做好指示牌，如"一脱区""二脱区""队员入口""队员出口""标本接收区""一号车""二号车""耗材暂存区""医疗废物暂存区"等（见附件1"分区和定位标签"）。

10）车辆调试和维护工程师应跟车到达，附带方舱实验室维护简易操作卡。

（二）气膜实验室

▶ 1. 内部结构

日检10万管的气膜实验室至少包括6个6×14模块的单元帐篷，其中1个帐篷用于接收标本，其余5个帐篷由11个功能分区组成，分别是5个缓冲区、1个PCR走廊、1个一区、2个二区和2个三区（见图1-6）。实验区通过传递窗相连，用于转移物品；分别在5个帐篷的另一端设置传递窗，用于转移标本等，降低缓冲区和

11

PCR 走廊被污染的风险。

▶2. 各区主要设备和人员配置

应充分考虑设备的配比,PCR 仪台数、96 通道核酸提取仪台数可按照第二章的公式计算并结合实际场地大小配置,例如迪安"雷迪"气膜实验室:三区 A 和三区 B 合计 PCR 仪 100 台,二区 A、二区 B 生物安全柜工位数合计 32 个,96 通道核酸提取仪 16 台;检测区人员每班次建议舱外协调、一区、二区 A、二区 B、三区 A 和三区 B 的队员分别为 1 人、4 人、20 人、20 人、4 人和 4 人,标本签收和接收区一般为 10~20 人,辅助人员若干。

▶3. 场地和周边配套要求

以搭建 1 组气膜的情况为例,需要提前做好以下准备。

1) 优先考虑室内场地,地面平整并清理干净,以免硌破地膜。原则上不选择室外场地,以大型室内体育馆、展览馆等为佳;洁净区应该设置在靠近卫生间的一侧,不与运送标本通道重合。

2) 场地长×宽不小于 25 米×30 米,电力配置 150kW,有冷凝水排放处,如在低温或高温季节,场馆内需配有空调。

3) 如选择在有木地板或者塑胶地板的室内体育馆,应提醒馆方做好消防备案。铺设气膜前可对地面进行保护,可提前铺设人造草皮(阻燃级别)。

4) 连接网络,光纤接入 500 兆及以上,或用 5G 无线网络覆盖。

5) 单独预留物料暂存场地,并设置在室内靠近实验室的位置,缩短物资领取的转运距离,按照日检 10 万管计算,需要 100~200 平方米作为物资存储场地;设立不同的库存区(试剂区、耗材区、防护物资区及办公物资区),对物资进行分类存储,同时做好标识,方便查找与领用。

6) 利用已有的房间或者在场馆内部搭建更衣室、用餐区、休息室以及办公室。

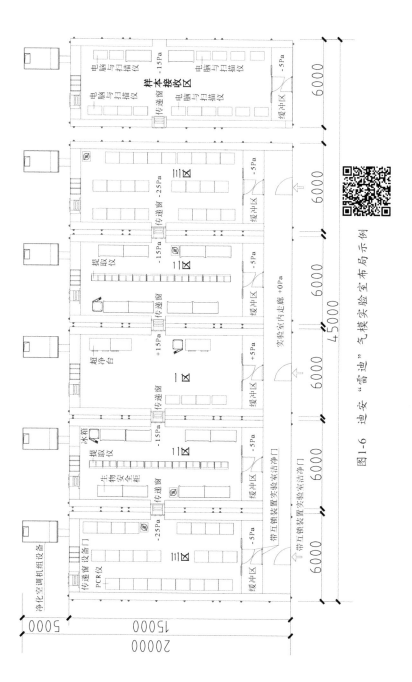

图1-6 迪安"雷迪"气模实验室布局示例

7)气膜实验室满负荷运行后,所产生的固体医疗废物较多,在场馆外部采用板房设置医疗废物暂存区,每日清理并交接给有转运资质的机构处理。

第二章
设备和物资

根据相关指南推荐,每日检测 1 万管实验室需要配置检测队员 24～25 人,相关辅助队员 15 人,96 通道核酸提取仪 4～6 台,96 孔 PCR 仪 10～12 台,A2 型双人生物安全柜 4 台等。在实际运行过程中,日检测能力受诸多因素影响,各个基地可根据任务量,在上述基础需求上对设备和物资进行优化调整,以达到最优配置。

一、检测能力测算和要素

在大规模筛查时,扩增步骤所需要的时间最长,因此可以测算 PCR 仪满负荷运行时的理论日最大检测能力,公式如下:

$$理论日最大检测管数 = \frac{24 \text{小时} - 4 \text{小时}}{\text{一次扩增所需时间（小时）}} \times 扩增仪台数 \times 92$$

根据前期的实践经验,一般在满负荷运行时,每台 PCR 仪日检测量基本可达到 1000 管。如果需要计算更短时间(N 小时)的检测能力(报告发布),可根据以下公式:

$$N \text{小时最大检测管数}: (N - 3) \times \frac{\text{实际日检测管数}}{24}$$

例如,日检 10 万管的基地,8 小时一般可报告管数 = (8 - 3) × $\frac{100000}{24}$ = 20833 管,如果采用反应时间较短的试剂,且流程顺畅,按提高 20% 计算,8 小时报告管数可达到 25000 管。

扩增仪和提取仪的比例可以按照扩增时间除以提取时间计算。表 2-1 列出了影响检测能力的主要要素和简要说明,其中最核心要素是 PCR 仪台数,各基地可基于 PCR 仪的数量搭配其他设备和操作队员,同时优化队员分工和流程(见第五章和第六章)。

表 2-1　影响检测能力的十大要素

序号	要素名称	影响程度	建议比例和简要说明
1	PCR 仪台数	A	N 台,最直接要素,一般每 10 台 PCR 仪日检测量可达到 1 万管
2	标本运送的管数和频率	A	尤为关键,尽可能减少设备和队员的等待时间
3	提取仪台数	B	N/n 台(向上进位取整),n 为扩增时间和提取时间比值,n 大于 5 时按 5 计算
4	生物安全柜工位数	B	不少于 $N/3$ 工位,建议额外配置专用生物安全柜用于复测和标本接收区溢洒标本处理,一般 10 万管基地建议双人生物安全柜 18～20 台
5	队员数量和熟练程度	B	检测队员和辅助队员需求详见第三章
6	质量管理	B	质量控制:复测会浪费较多人力和设备,应尽可能减少内参不合格或者疑似污染复测的管数。 队员分工:分工细致明确,部分岗位队员及时优化调整。 流程优化:各个岗位衔接和交接班流畅。 操作技能:一些小的技巧和细节可减少错误,提高效率
7	PCR 试剂扩增时间和核酸提取时间	B	优先选择符合国家规定、验证合格、提取和扩增时间短的核酸提取试剂和 PCR 扩增试剂
8	实验室合理布局(空间和房间数)	C	若房间较多,则需要更灵活地分配
9	选择 96 孔 PCR 扩增板和 96 孔提取板	C	尽可能使用 96 孔 PCR 反应板(需要注意适配的反应管规格),配套贴膜机(八联管密封、离心和编号需要花费较多时间); 96 孔提取板加样简单直接,相对于 16 孔板,减少加样板的个数,减少错误
10	PCR 仪升降温效率和环境温度控制	C	导致 PCR 反应时间延长(0～30 分钟)或反应停止

注:A,关键;B,重要;C,有影响。

二、设备清单

按照表 2-2 所列的设备清单配置相关设备。基地必须配置专门管理信息系统、提取仪和 PCR 仪的信息和设备工程师(见第三章中设备信息管理岗位职责),他们需全程参与设备的安装和培训。同时,移动实验室的设备外包装应分类集中放置,以便打包。

表 2-2　日检 10 万管基地设备清单

序号	区域	设备名称、规格	数量、使用说明和推荐品牌等
1	标本接收区	笔记本电脑(带鼠标)和条码扫描器	笔记本电脑≥15 套,立式扫描球 13 个(扫管码),手持扫描枪 2 个(扫包码)。用于标本录入,配置需求见第四章
2		条码打印机	1 台。用于打印架号或者批号
3		普通打印机	1 台,用于打印工作日志,可以放在办公区
4	一区	多管漩涡混匀仪	≥2 台
5		超净台	1 台,若空间允许,建议用双人超净台,便于操作
6		冷冻和冷藏冰箱	≥1 台,用于储存试剂和临时放置配制好的体系。冷冻需要大容量冰箱。在移动方舱实验室二区需要放置一台上层冷藏、下层冷冻的冰箱
7		振荡器	≥1 台
8		EP 管离心机	≥1 台
9		单道 1000μL 移液器	≥4 支,配移液器架,品牌统一,下同
10		单道 10~100μL 移液器	≥2 支
11		单道 0.5~10μL 移液器	≥2 支
12		8 道 10~100μL 移液器	≥4 支

19

续表

序号	区域	设备名称、规格	数量、使用说明和推荐品牌等
13	二区	96 通道核酸提取仪	≥20 台,半自动,96 孔板,推荐使用与检测试剂配套的品牌
14		生物安全柜	18~20 台双人工位,移动实验室每车至少搭配 4 个工位
15		冷藏冰箱	每区≥1 台,用于临时放置质控品或配制好的 PCR 体系
16		单道 1000μL 移液器	每个工位配 1 支
17		单道 10~100μL 移液器	每 4 个工位配 1 支
18		单道 0.5~10μL 移液器	每 4 个工位配 1 支
19		8 道 10~100μL 或 0.5~10μL 移液器	每 4 个工位配 1~2 支,用于加模板,根据 PCR 体系选择 10~100μL 或 0.5~10μL,建议优先选择赛默飞 5~50μL 规格
20		封膜仪	可选,1 台。可以提高效率,注意根据 PCR 仪是顶部还是侧面采光,选择配套的封膜
21		压盖机	可选,1~2 台。当无 PCR 反应板或者 PCR 仪只适配八联管时,为提高效率,可选压盖机
22		点样仪(1~20μL)	可选,每个二区 1 台,提高效率。为避免孔内大气泡,上机前延长离心时间
22	三区	PCR 仪	≥100 台,选择升降温效率高的品牌,并且能适配 96 孔板
23		外网电脑	每 25 台 PCR 仪至少搭配 1 台联外网计算机审核发布报告
24		96 孔板离心机	5 台,按需调整
25		八联管离心机	≥1 台,按需调整
26		智能手机	≥1 部,用于向实验室外传送图像信息和沟通

序号	区域	设备名称、规格	数量、使用说明和推荐品牌等
27	其他非消耗品	移动紫外车	按需,每个房间至少1台
28		穿衣镜	≥2面,立式
29		推车	多台,用于物资、体系和标本传送
30		承重货架	按需
31		对讲机	≥10台,根据房间和岗位数量调整
32		喷壶0.5L/1L	根据房间数量配置,每个房间至少两个,分别装75%酒精和含氯消毒液
33		八联管底座	≥20个
34		EP管架	每个生物安全柜1个
35		冰箱温度计	根据冰箱数计算
36		温湿度计	根据房间数计算
37		接线板	按需
38		医疗垃圾桶中号(60L)	20个,根据实际房间数量可调整
39		医疗垃圾桶大号(100～120L)带轮子	6个
40		大号废弃物收纳箱	20个,用于医疗废物暂存区,防止双层袋子内废液外流污染,每日消毒循环使用
41		塑料整理箱	≥10个,大号,快速整理待编号标本,循环使用
42		帐篷	按需
43		折叠桌+椅	按需

三、物资清单

1. 大规模筛查时,物资充足至关重要。由于物资种类较多,所以基地必须配备专人管理(见第三章中物资管理岗位职责),提前储备物资,将各类物资分类放置,张贴明显的标识,并按照表 2-3 的物资清单每日清点并记录物资剩余情况,不足的物资立即上报给相关责任人进行采购(见附表 1"物资请领单")。

表 2-3　物资清单(消耗品)

序号	类别	名称、规格	数量	品牌和特殊说明等
1	试剂(10 万管检测)	核酸提取试剂	10.5 万人份	配套提取仪
2		PCR 试剂	10.5 万人份	配套提取试剂
3		PCR 试剂(复测)	1000 人份	1~2 种
4		阳性质控品	600 管	适配 PCR 试剂的第三方质控品
5		采样管和拭子	200 支	队员日常核酸筛查,或者用于稀释质控品
6		生理盐水	1 箱	阴性对照
7	耗材(10 万管检测)	$10\mu L$ 或 $100\mu L$ 枪头	10.5 万支	两种规格都需要,加长带滤芯,配置比例根据 8 道移液器规格确定
8		$1000\mu L$ 枪头	10.5 万支	加长带滤芯(或 $1250\mu L$)
9		96 孔 PCR 反应板(配膜)	2000 块	要与 PCR 仪配套($0.1\mu L$ 或 $0.2\mu L$)
10		96 孔提取板贴膜	2000 块	用于密封提取板(可选)
11		PCR 八联排管＋光学平盖	1.5 万条	根据不同 PCR 仪配置不同规格(见表 2-5),0.1mL 或 0.2mL

序号	类别	名称、规格	数量	品牌和特殊说明等
12	耗材（10万管检测）	15mL/50mL 离心管	1盒/包	用于配制试剂，方便混匀
13		1.5mL EP 管	1盒/包	
14		加样槽或 V 形槽	200 个	如无，可用洁净的枪头盒等代替
15		96 孔封膜刮板	30 个	如使用封膜机，数量可减少
16		试管架	300 个	海绵试管架、8×12 孔试管架或者 50 孔试管架
17		一次性利器盒（5L）	100 个	放置污染的枪头
18	防护设备（按 300 人次计算）	手术衣	200 套	
19		N95 口罩	300 个	
20		防护服（含靴套）	300 套	
21		一次性普通鞋套	300 套	
22		面屏	300 个	
23		外科手套	600 双	6.5 和 7.5 规格，各 300 双
24		无粉乳胶手套	3 箱	S、M、L 型号各 1 箱
25		隔离衣	300 套	
26		一次性工作帽	300 个	
27		医用外科口罩	1000 个	
28	清洁消杀（按 3 日量计算）	速干手消毒液	1 箱	按每箱 500mL×24 瓶计算
29		医用酒精(75%)	1 箱	按每箱 500mL×30 瓶计算
30		医用消毒泡腾片	10 瓶	
31		核酸去污剂	10 瓶	
32		消毒湿巾	1 箱	
33		抗菌洗手液	1 箱	

第二章 设备和物资

续表

序号	类别	名称、规格	数量	品牌和特殊说明等
34	清洁消杀（按3日量计算）	超大号自封袋	10 包	用于放两架待检测标本和密封 96 孔提取板；40cm × 45.5cm 100T/包
35		中号密封袋	10 包	用于密封 96 孔 PCR 反应板
36		大号医用垃圾袋	若干	加厚，用于 100L 垃圾桶
37		中号医用垃圾袋	若干	加厚，用于 50L 垃圾桶
38		小号医用垃圾袋	若干	加厚，用于一次性利器盒
39		扎带	3 包	
40		扫把、拖把	5 套	每个房间 1 套
41		一次性抹布	50 包	
42		擦手纸	2 箱	
43	办公用品	剪刀	20 把	用于拆标本袋
44		美工刀	10 把	用于拆外包装
45		黏性标签纸	若干	用于物资分类提示
46		热敏纸标签	20 卷	部分红色，用于加急标本标识
47		记号笔	10 盒	以黑色、蓝色为主，少量为红色
48		中性笔	10 盒	以黑色、蓝色为主，少量为红色
49		A4 板夹	10 个	
50		文件夹	10 个	
51		A4 纸	1 箱	部分为红色，用于加急标本打印
52		订书机	5 个	
53		透明胶带	10 个	宽
54		燕尾夹	10 盒	大、中、小号各 1 盒

序号	类别	名称、规格	数量	品牌和特殊说明等
55	生活保障	桶装泡面和速溶咖啡	若干	
56		一次性纸杯	1箱	
57		常见感冒药、创可贴等	各2盒	

2. 移动方舱实验室的物资可由驻地附近医院配送,但是为了加快响应速度,建议车内日常至少配置满足1万管检测的相关物资,并完成装机验证,出发前按照表2-4清点小型设备和试剂耗材物资(可临时储存在车内的高压灭菌室)。如果移动方舱实验室在偏远地区,可适当增加配置。必要时随车配置3米×4.5米的帐篷4顶。

表2-4 移动方舱实验室常备小型设备和物资清单

序号	名称	数量
1	涡旋振荡器	3台
2	多管漩涡混匀仪	1台
3	EP管离心机	1台
4	单道 $1000\mu L$ 移液器	6支
5	单道 $10\sim100\mu L$ 移液器	1支
6	单道 $0.5\sim10\mu L$ 移液器	2支
7	8道 $10\sim100\mu L$ 移液器	1支
8	8道 $0.5\sim10\mu L$ 移液器	2支
9	移液器架	5个
10	96孔板离心机	1台
11	八联管离心机	1台

续表

序号	名称	数量
12	对讲机	4 部
13	路由器	1 个
14	照明光源	3 个
15	笔记本电脑(配鼠标)	3 套
16	手持扫码器(USB 接口)	1 个
17	立式扫码器(USB 接口)	2 个
18	普通打印机	1 台
19	冰箱温度计	3 个
20	温湿度计	3 个
21	八联管底座	10 个
22	EP 管架	2 个
23	试管架	50 个
24	中号垃圾桶	6 个
25	折叠小推车	1 辆
26	圆凳	10 个
27	接线板(线长 5 米)	3 个
28	透明收纳箱	8 个
29	喷壶(1L)	5 个
30	PCR 八联排管＋光学平盖(可用 PCR 反应板代替)	1500 条
31	$10\mu L$ 或 $100\mu L$ 枪头(盒装,加长带滤芯)	1 万支
32	$1000\mu L$ 枪头(盒装,加长带滤芯,或 $1250\mu L$)	1 万支
33	96 孔提取板封膜	500 张
34	1.5mL EP 管	1 包
35	15mL 离心管	1 包

序号	名称	数量
36	普通外科口罩	200 个
37	外科手套(6.5 和 7.5)	200 双
38	全套防护用品(防护服、N95 口罩、面屏、内层鞋套、医用帽子)	50 套
39	扫把、拖把	3 套
40	利器盒(5L)	50 个
41	医用消毒泡腾片	2 瓶
42	消毒湿巾	5 包
43	抗菌洗手液	3 瓶
44	擦手纸	5 包
45	一次性抹布	20 包
46	扎带	1000 条
47	黄色医用垃圾袋(大、中、小)	6 包
48	A4 自封袋	1000 个
49	A3 自封袋	500 个
50	黏性标签纸	200 张/1 卷
51	A4 打印纸	1 包
52	A4 板夹	5 个
53	黑色/红色记号笔	2 盒
54	黑色中性笔	1 盒
55	剪刀	5 把
56	美工刀	2 把
57	小号燕尾夹	1 盒
58	透明胶带	2 卷

第二章 设备和物资

续表

序号	名称	数量
59	核酸提取试剂(常温保存,定期更换)	1万人份
60	核酸扩增试剂(冷冻保存,出发前装车)	1万人份
61	阳性质控品(冷冻保存,出发前装车)	50支

四、PCR仪、提取仪和试剂

　　大规模筛查时,时间紧急,对物资保障的要求极高,因此选择设备和试剂时应考虑业内主流品牌(见表2-5至表2-7举例)。这样,试剂和耗材易调集,各地来的队员对检测系统也熟悉。此外,还应根据场地大小配置仪器设备。如果场地比较狭窄,则需配置体积小的设备,同时搭配笔记本电脑。在选择PCR仪前应充分评估,具有以下情况的PCR仪不适合大规模检测使用:有些PCR仪需要搭配少见的0.1mL八联管;有些PCR仪热盖温度过高会导致96孔反应板封膜内缩,只能使用八联管;有些PCR仪升降温速度较慢,扩增时间延长,甚至在室温较高的情况下,扩增时间延长30分钟。

　　选择国家药品监督管理部门批准的试剂,并使用试剂盒说明书上建议的配套标本采样管和提取试剂。推荐选择常见的、操作简单的96通道半自动提取系统,例如提取板撕开即可直接加样型,暂不推荐时间较长且整体效率较低的全自动提取系统。提取仪与提取试剂配套,扩增试剂一般也要求与提取试剂配套,优先选择提取和扩增时间短的主流品牌试剂。

表 2-5　常见的 PCR 仪

类型	品牌	型号	长×宽×高（m³）	采光方式	反应管（mL）	开仓方式	激发光源	通道数
国产	雅睿	MA－6000	0.6×0.39×0.32	底部	0.2	上部	卤钨灯	5
	宏石	SLAN－96S	0.54×0.39×0.26	侧面	0.2	上部	LED	4
	安誉	AGS4800	0.58×0.53×0.56	侧面	0.2	前面	LED	5
	天隆	Gentier 96E	0.36×0.48×0.49	顶部	0.2	前面	LED	4
进口	ABI	7500	0.34×0.45×0.49	顶部	0.2	前面	卤钨灯	5
	ABI	Q5	0.27×0.5×0.4	顶部	0.2	前面	LED	6
	罗氏	Cobas LC 480	0.46×0.46×0.53	顶部	0.1	侧面	氙灯	6
	伯乐	CFX96	0.33×0.46×0.36	顶部	0.1	上部	LED	6

表 2-6　常见的提取系统

试剂品牌	提取时间（分钟）	是否额外加蛋白酶 K	有无配套的扩增试剂
明德	15	否	有
圣湘	17	否	有
达安	17	是	有
硕世	15	否	有
之江	14	是(旧款)/否(新款)	有
天隆	14	否	无
中元	12	是	有
伯杰	10	否	有

注:提取时间等更新于 2022 年 2 月,具体以厂家说明书为准。

表 2-7　常见的扩增试剂

试剂品牌	检测靶基因	有无配套的提取试剂	扩增时间（分钟）	最低检出限（拷贝/mL）
明德	ORF1ab、N	有	72（ABI 7500）	500
圣湘	ORF1ab、N	有	90	200
达安红盒	ORF1ab、N	有	55（罗氏）/62（ABI 7500）	500
达安绿盒	ORF1ab、N	有	110（ABI 7500）	500
硕世	ORF1ab、N	有	72	350
之江	ORF1ab、N、E	有	85	200
中元	ORF1ab、N	有	60～65	200
伯杰	ORF1ab、N	有	80	500

注:具体参数以厂家说明书为准。

第三章
人员和组织结构

经验丰富且充足的人员是保证大规模筛查质量和效率的关键,往往需要紧急抽调各地市核酸检测机动队支援检测,各相关机构应该时刻准备着。在常态化防控阶段,要求本单位具有实验技术背景的人员尽可能都参加省临床检验中心或者其他机构举办的相关培训班,到 PCR 实验室轮训 1～4 周,并通过出科考核,确保尽可能多的人员掌握核酸扩增检测技术。

一、人员需求

1.基地大规模核酸检测每日 24 小时连续运行时的人员最大需求:

1)检测人员需求:

$$N_{检测} = N_{PCR仪} \times 2$$

2)辅助人员需求:

$$N_{辅助} = \frac{N_{PCR仪}}{2}$$

3)总人数需求简易评估公式为:

$$N_{总} = N_{检测} + N_{辅助} = \frac{5}{2} N_{PCR仪}$$

注:$N_{总}$ 为核酸检测机构最大总需求人数,$N_{检测}$ 为检测人员需求数,$N_{辅助}$ 为辅助人员需求数,$N_{PCR仪}$ 为该检测机构 PCR 仪器数量。具体人数可根据实际情况和流程优化情况减少 $10\% \sim 20\%$。

2.基地若按照 2 个班次(8～16 小时)完成当日检测任务,则人员需求为:

$$N_{总} = \frac{5}{2} N_{PCR仪} \times \frac{2}{3}$$

基地非 24 小时运转且 PCR 仪为 100 台时的人员需求举例:如

要求 8～16 小时完成任务,每日排 2 个班次,PCR 仪为 100 台,按照以往经验,队员中较为熟练的检测人员占半数以上,且流程和分区设置较为完善的前提下,人员需求总数可设置为 160 人,其中检测人员 120 人,辅助人员 40 人。具体排班人数和班次安排可根据实际标本量和标本截止时间确定。

二、基础摸底和岗位安排

▶ 1.队员基础摸底

建议领队通过微信小程序"问卷星",根据表 3-1 设计调查表,所有检测队员建群后立即如实填写基础摸底调查表。

表 3-1　队员基础摸底要素

序号	要素	题型	选项
1	机动队名称(单位)	填空题	无
2	姓名	填空题	无
3	职务/是否为分子室组长	填空题	无
4	曾参加生物安全培训	选择题	A. 多次;B. 较少;C. 未培训
5	防护服穿脱熟练程度	选择题	A. 熟练;B. 一般;C. 不会,需要培训
6	PCR 上岗证	选择题	A. 有;B. 无
7	核酸检测时间累积(如新冠病毒)	选择题	A. >3 个月;B. 1～3 个月;C. <1 个月;D. 无
8	独立审核 PCR 结果经验	选择题	A. 丰富;B. 一般;C. 无
9	外出支援经历	选择题	A. 多次;B. 一次;C. 无
10	外出支援时分工	填空题	

序号	要素	题型	选项
11	管理经验	选择题	A.丰富;B.一般;C.无
12	信息系统使用经验	选择题	A.丰富;B.一般;C.无
13	熟练程度自评	选择题	A.可独立完成所有岗位;B.一般;C.不熟练
14	自我推荐	填空题	无

▶ 2.适宜岗位安排

1)优先安排各功能区负责人:队员自评熟练程度 A 或者 B,要求责任心强,积极性高,参照表 3-1 中序号 3、7、10、11、12 合理安排。

2)其次安排三区队员:队员自评熟练程度 A,参考表 3-1 中序号 7、8、10 和 12。

3)一区安排熟练程度 B 的队员,参考表 3-1 中序号 7 和 10。

4)二区安排熟练程度 B 或 C 的队员,参考表 3-1 中序号 7 和 10。

5)标本接收区安排熟练程度 C 的队员和当地安排的辅助人员,参考表 3-1 中序号 12。

6)尽快安排未参加过生物安全培训和防护服穿脱不熟练的队员进行相关培训,先安排这类队员在洁净区参与后勤工作,如物资管理、耗材拆箱。

7)结合性别、年龄、自身要求或自我推荐合理安排,同时尽可能安排同一城市或单位的机动队在同一个班次。

8)上述安排根据前 1~2 天的实际工作情况及时调整。

三、组织结构和职责

▶ 1. 组织结构

组织结构分三个层级,即领队(基地总负责人和总协调人)、管理组和检测组。管理组可设置质量管理、安全管理、数据和标本管理、后勤保障、设备信息管理、物资管理、通讯记录等岗位,协助检测组顺利完成检测任务。检测组个数根据班次数设置,各检测组设置组长 1 名、副组长 1 名和各功能区负责人若干名。

▶ 2. 岗位职责

各岗位队员按照岗位职责内容要求开展工作,在有余力的情况下可协助完成其他岗位事宜,其中检测组各功能区负责人的岗位内容详见第六章"岗位分工和操作规程"。其他岗位具体岗位职责见表 3-2。

表 3-2　管理组岗位职责

序号	管理岗名称	成员	岗位职责
1	质量管理	质量管理组组长、各检测组组长	1)基地总负责人和总协调人对基地核酸检测质量与安全总负责。 2)质量控制组组长全面把关基地核酸检测质量。 3)各检测组组长负责所在检测组的检测质量。 4)质量管理岗全体成员共同制定基地的工作流程,完成检测系统的性能验证,张贴操作卡,开展技术培训,持续优化工作流程,同时负责阳性标本的审核和上报

序号	管理岗名称	成员	岗位职责
2	安全管理	安全管理组组长、各检测组安全管理员	1）按照院感要求优化实验室布局，制定安全管理规章制度和应急预案，持续开展安全风险评估并落实整改措施。 2）防护用品穿脱培训并监督提醒；处置实验室可能出现的暴露等突发状况；监督基地污染区环境卫生；联系医疗废物清运。负责队员的健康监测。 3）安全管理员监督组内做好实验室清洁、消毒工作并记录
3	数据与标本管理	数据与标本管理组组长、各检测组标本接收区组长	1）负责优化标本接收区工作流程。 2）汇总并上报接收标本实时数量、检测进度，统计每日检测标本数和不合格标本情况。 3）检测组标本接收区组长负责本检测组的数据与标本管理
4	设备信息管理	设备信息管理组组长、各检测组设备管理员	1）负责建立设备、信息工作群，收集设备厂家维修人员和信息网络相关人员联系方式，明确24小时应急联系人。 2）建立设备清单，确保实验室设备够用且正常使用，信息系统畅通。 3）制作并张贴设备使用和维护操作卡，并开展实践培训。 4）各检测组设备管理员有计划地进行仪器清洁与保养
5	物资管理	物资管理组组长、各检测组物资管理员	1）对接当地物资采购部门，提供试剂耗材清单，验收并整理物资，确保关键耗材和试剂充足。 2）优化各种物资的存放地点，做好领用记录和每班次物资补充。 3）监督浪费行为（例如试剂配制过多且不按照要求保存）

第三章

人员和组织结构

续表

序号	管理岗名称	成员	岗位职责
6	后勤保障	后勤保障组组长、各检测组后勤保障员	1)负责对接接送车辆、用餐及常用生活用品的采购或申领;对接宾馆房间安排,按需实行分餐制。 2)监督基地清洁区环境卫生;监督班车日常消毒和后勤人员健康监测。 3)各检测组后勤保障员督促宾馆落实安全管理,对存在的隐患及时上报给组长。 4)各检测组后勤保障员关心队员的工作与休息安排,为扫尾班安排班车与夜宵等
7	通讯记录	通讯记录组组长	1)联系和准备会议室或者发布线上会议日程,记录并撰写医疗队会议纪要、工作总结等。 2)拍摄和收集队员的照片、视频和工作体会
8	检测组管理岗	各检测组组长/副组长	1)组长负责该检测组质量和效率,副组长协助做好质控工作。 2)摸排全组成员的相关检测资质、经历和经验,负责全组队员岗位安排,并监督各岗位成员工作,确保各岗位正常运转、岗位间衔接流畅。 3)负责本班次阳性标本的审核和上报。 4)参与基地工作流程和讨论、整改、优化、宣教工作。 5)负责本班次质量监督,若发现质量问题或隐患,及时解决,并向质量管理组报告。 6)负责处理本班次突发应急状况,并及时报告管理组
9	检测房间管理岗	各区小组长	1)负责本小组/房间的检测质量和效率,统筹安排房间内岗位和队员。 2)督促队员执行标准化流程和操作规范,及时发现各岗位可能存在的问题并纠正。 3)指定交接班责任人,确保交接班顺利。 4)完成检测系统的性能验证和阳性标本的复测。 5)安排队员做好本房间的整理和清洁工作

四、排 班

▶ **1.班次和值班时间**

班次需根据标本量、送检时间和报告时间，并结合实验室 PCR 仪数量具体安排，一般分为 2～4 个班次。夜班组定期交替轮换。

1）每日 3 个班次的推荐如下。第一班:8:00－18:00;第二班:17:30－2:00;第三班:1:30－8:00。如某个班次需扫尾，后续班次顺延。

2）每日 4 个班次的推荐如下。第一班:8:00－14:30;第二班:14:00－20:30;第三班:20:00－2:30;第四班:2:00－8:30。如某个班次需扫尾，后续班次顺延。

▶ **2.排班注意事项**

1）如果当班标本全部报告，且没有标本送检计划，则下一班组留在驻地待命。

2）如果当班标本不能全部报告，且仍有标本送检计划，则下一班组正常接班。

3）如果当班标本不能全部报告，同时没有标本送检计划，则下一班组长和各分区交班责任人提前 0.5～1 小时进入实验室交接班，下一班组根据标本数机动安排人员上班。

4）如果目前多批次标本正在扩增，估计实验结果在下班时间前后出，依据前期实践经验，后续复测和收尾工作一般需要较长时间，务必安排部分机动队员接班。

▶ **3.排班表模板**

排班表模板见表 3-3 和表 3-4,建议在 Excel 表格中排班(扫二维码可下载)，方便修改。

表 3-3　移动方舱实验室排班表举例

岗位	第一班 8:00—18:00	第二班 17:30—2:00	第三班 1:30—8:00
班次组长			
标本接收区			
一车	一区： 二区： 三区：	一区： 二区： 三区：	一区： 二区： 三区：
二车	一区： 二区： 三区：	一区： 二区： 三区：	一区： 二区： 三区：
三车	一区： 二区： 三区：	一区： 二区： 三区：	一区： 二区： 三区：
四车	一区： 二区： 三区：	一区： 二区： 三区：	一区： 二区： 三区：

注：二区第一位是车组长。"："后填写队员姓名。

表 3-4　固定或气膜实验室排班表举例

岗位	第一班 8:00—18:00	第二班 17:30—2:00	第三班 1:30—8:00
班次组长			
标本接收区	签收岗： 开箱及拆包岗： 包码录入岗： 标本袋拆分岗： 标本编号录入岗： 振荡岗： 标本传送岗：	签收岗： 开箱及拆包岗： 包码录入岗： 标本袋拆分岗： 标本编号录入岗： 振荡岗： 标本传送岗：	签收岗： 开箱及拆包岗： 包码录入岗： 标本袋拆分岗： 标本编号录入岗： 振荡岗： 标本传送岗：
一区			

岗位	第一班 8:00—18:00	第二班 17:30—2:00	第三班 1:30—8:00
二区	加样岗： 上机岗： 点样岗： 复测岗： 房间协调岗：	加样岗： 上机岗： 点样岗： 复测岗： 房间协调岗：	加样岗： 上机岗： 点样岗： 复测岗： 房间协调岗：
三区	登记岗： 上机岗： 结果审核岗：	登记岗： 上机岗： 结果审核岗：	登记岗： 上机岗： 结果审核岗：
耗材传送			
体系传送			
模板转运			
医疗废物转运			
物资拆包、补充			
……			

注:":"后填写队员姓名。

第三章

人员和组织结构

41

第四章
信息系统

目前用于大规模筛查的信息系统有很多，其中"浙江省新冠核酸检测应急平台"是浙江省最具有代表性的信息系统之一，该平台架构包括管理端、信息采集端、检测端和运控端，其中采集、检测和报告全流程如图4-1所示。本章描述实验室检测人员使用的检测端功能。

实验室功能特色包括："前处理工作站"可按整包接收标本，批量记录运送人员信息，提升实验室接收效率，便于指挥中心追踪标本动态；"常规检验工作站"可分组编号，便于按组分工，提升扫码、编号、审核、发布的效率；可单独或者批量审核发布报告，对可疑标本单独标记；查询标本详细记录，实时统计和导出当前实验室各项检测进度信息；不需与医院内部实验室信息管理系统做接口，便于安装和使用，数据实时展现。

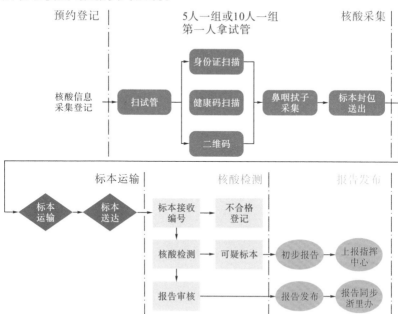

图 4-1　浙江省新冠核酸检测应急平台"采送检报"示意

一、检测端配置

1.检测工作站配置清单

检测工作站配置清单见表 4-1。

表 4-1　检测工作站配置清单

配置	技术指标	指标要求
A. 微型计算机	CPU	第 10 代及以上智能英特尔® 酷睿™ i3-10100、3.6GHz、6MB 三级缓存、4 核 8 线程及以上
	操作系统	预装正版 64 位 Windows 10 操作系统
	内存	8GB DDR4 2666MHz 以上
	硬盘	500G 以上
	接口	USB 接口不少于 2 个
	网络	RJ45(千兆以太网口),支持 WIFI 或 5G 上网功能
	键盘和鼠标	USB 键盘、USB 鼠标
	显示器	不低于 1366×768,60Hz
	电压	5.0V
	安装	免驱安装,USB 直连,即插即用
B. 条形码阅读器	系统接口	支持 USB
	扫描方式	扫描平台,支持多线扫描和单线扫描
	解码能力	可读取标准一维、PDF417、二维条码、手机码
	光源	激光
	温度	操作温度:0~50℃;存储温度:−20~60℃
	相对湿度	0~95%,无凝结
	推荐	立式阅读器

2.安装部署

将条形码阅读器连接到计算机,下载安装检测工作站文件夹,双击打开"常规检验工作站"或者"前处理工作站"目录下 XHClick Browser.exe 图标(见图 4-2)。或者直接使用网页版,网址链接如下。

常规检验:https://labnaes.wsjkw.zj.gov.cn:16603

前处理工作站:https://receivenaes.wsjkw.zj.gov.cn:16601/Home/Login

图 4-2 浙江省新冠核酸检测应急平台"标本前处理工作站"
与"常规检验工作站"启动图标

3.工作站数量

在日检测 10 万管的基地,检测工作站至少安装 20 台笔记本电脑(标本接收区需要 15 台,三区报告审核需要 3 台,办公或管理区需要 2 台)。

二、使用模块

1.登录用户名设置

在机构管理中心(必须采用基地专用账号)设置并维护队员用户名(见图 4-3),先导出模板,填写队员姓名和电话后再导入即可全部生成。

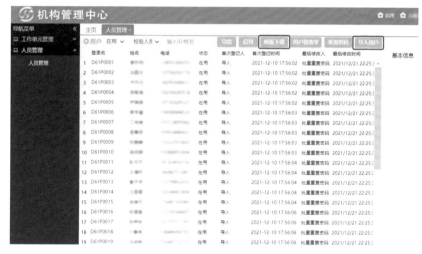

图 4-3　设置实验室登录权限维护窗口

2.标本前处理工作站

将整包标本的流转包条码在"标本前处理工作站"（见图 4-4）一次扫描，可快速接收整包标本信息。

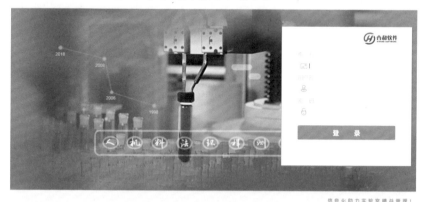

图 4-4　实验室"标本前处理工作站"启动窗口

3.标本常规检验工作站

将标本编号后扫入"常规检验工作站"（见图 4-5）进行核酸检测、结果审核和报告发布。

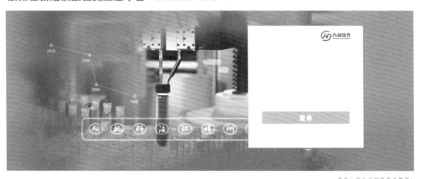

图 4-5　实验室"常规检验工作站"启动窗口

三、使用流程

1.实验室标本接收区按流转包条码接收

检验人员用本人账号登录"标本前处理工作站"，扫描流转包条码进行接收。扫入流转包条码后，系统会显示该包标本的信息，具体包括包条码号、标本条码、采集地点、采集时间、接收时间等，并对当前接收的标本进行统计，显示本次接收的箱号（包号）、包数量和标本数量（见图 4-6）。

2.查询当前机构已接收的标本数

在"标本前处理工作站"中，按照：标本查询→高级搜索→接收时间→查询当前时间段内所接收的标本信息与检测进度（见图4-7）。

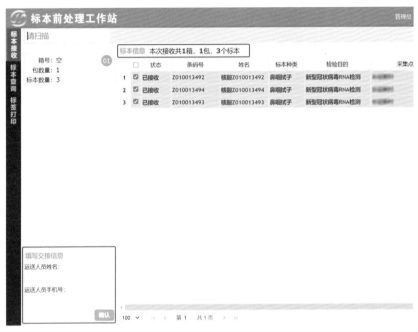

图 4-6 "标本前处理工作站"扫描包条码后的接收状态

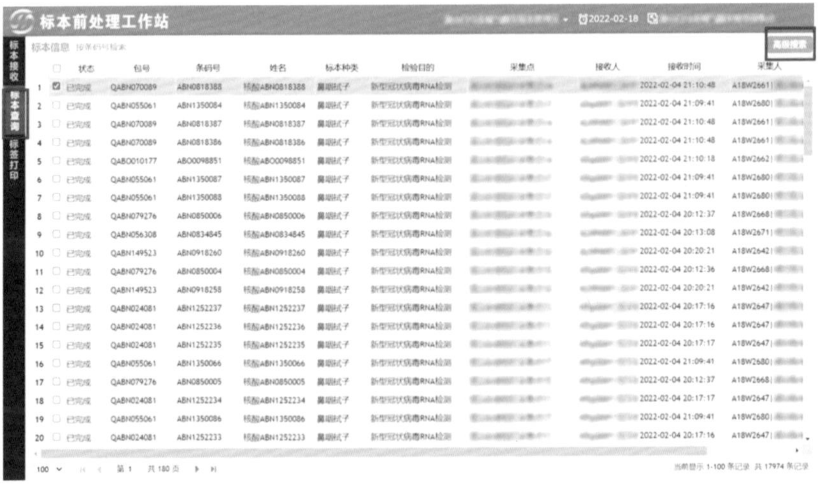

图 4-7 "标本前处理工作站"已接收标本查询界面

3.标本分组与编号

检验人员用本人账号登录"常规检验工作站",选择"分组"(见图 4-8),扫入标本条码进行编号。每个分组都可以独立录入标本编号,分组之间互不影响。为维持系统的流畅性,每个分组每天扫入的标本尽量不超过 2 万管。

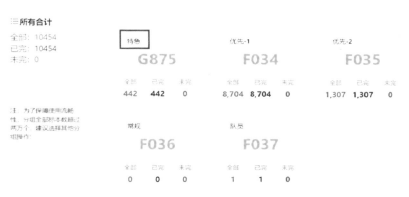

图 4-8 实验室"常规检验工作站"分组界面

4.编号规则

在实验室"常规检验工作站"标本的内部编号规则可根据板号+孔号等进行编号。标本编号位数不超过 6 位,首位也可由英文字母替代(不区分大小写),例如:A1001。在"常规检验工作站"扫入标本条码与内部编号后,右边列表会显示标本信息,且默认的结果为"阴性"(见图 4-9)。

5.标本审核与发布

单个标本审核和发布可点击菜单栏中"报告审核"和"报告发布",也可在左边标本信息栏中点击"审"和"发"(见图 4-10)。

6.批量审核和发布

批量审核和发布可选菜单栏中的"批量审核"和"批量发布",

在批量框中输入编号范围,点击"查询",再点击"确定"(见图4-11)。

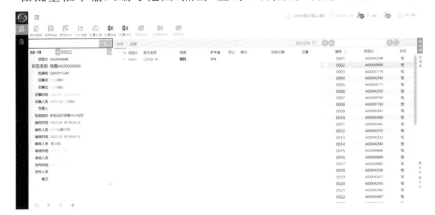

图 4-9　标本编号录入界面

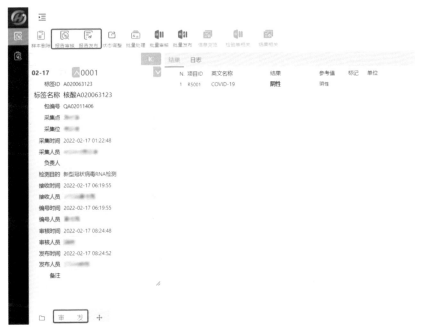

图 4-10　标本审核发布界面

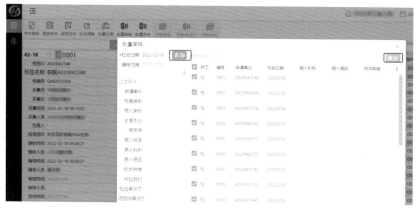

图 4-11　标本批量审核发布界面

7.可疑标本处理

如有可疑标本,可双击结果项,选择"可疑"并保存(见图4-12)。

可疑标本不需要审核报告,如对可疑标本审核,会提示标本不可审核(见图4-13)。如果复测为阴性,则可修改为"阴性",再审核并发布报告。

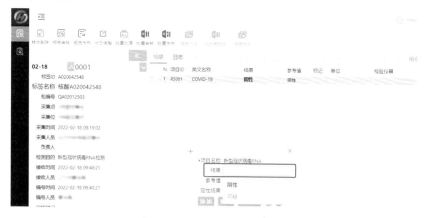

图 4-12　可疑标本设定操作

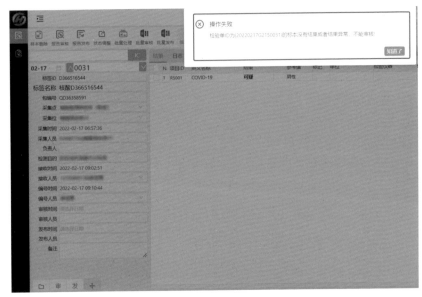

图 4-13 设定为"可疑"标本拒绝审核发布的提示

8.已接收标本的状态监测

每日工作中期和后期检查"标本前处理工作站"中标本状态（见图 4-7）。标本状态分为"已接收"（"标本前处理工作站"已扫描流转包码）、"正在检验"（常规检验系统已录入）、"已完成"（标本结果已审核发布）三个状态。再双击"状态"查看处于"已接收"状态的标本情况。始终处于"已接收"状态的标本可能为：该标本条码无法录入；该标本漏液严重未录入；该标本信息虽然在流转包码中，但标本实际不在包里，可能未采集或在采集点丢落；标本临时送往其他实验室、大批量拆标本时被遗落。建议反馈采样点重新采集。

9.检测机构无效标本登记

选择"检验单相关"→"异常标本"，选择"无效标本"，进行无效标本登记（见图 4-14）；选择原因（条码模糊、没有贴条码、条码无效

54

或不能录入系统、其他)→录入条码号→选择采集机构→填入数量,已检测则填入检测结果,最后点击"确定"提交结果。

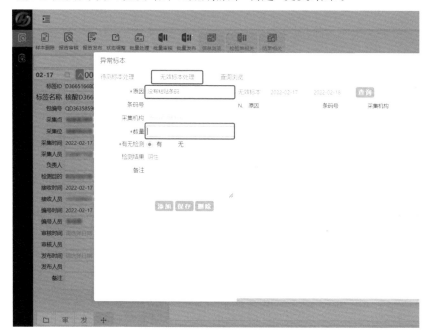

图 4-14　无效标本登记

10.已发布标本的信息批量导出

在"常规检验工作站"中,界面左侧"标本查询"→选择日期→"查询"→"导出"(见图 4-15),实验室可利用该数据分析标本送检高峰时间段、接收标本到报告的平均时间等,从而优化人员安排和工作流程。

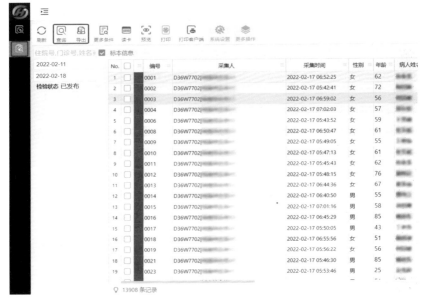

图 4-15　实验室已检测标本信息批量导出界面

四、常见问题

1.报告发布不及时。为了提升报告发布及时率,应按照标本上机批次及时发布报告,避免大量待发报告积压。尤其对于"特急""优先"的标本批次,应在检测完成后第一时间审核发布。一次审核多个批次速度会比较慢,应该分批及时审核并发布。发布完成后,刷新系统,确认已发布的标本号是否在已完成界面。

2.扫入条码后提示"标本不存在,无法编号"。可能原因:此标本条码没有在采样点录入采样系统。因为标本条码是提前打印好的,在采样时该条码没有被扫描,直接贴在管子上就进行了采样。也有可能扫的是 A 条码,贴的是 B 条码。排查方法:在"常规检验工作站"中,"信息浏览"→"混采包查看"(见图 4-16)。找到标本属于哪个流转包,在这个流转包未编号中找到系统登记的条码,将该条码作为正确条码扫入"常规检验工作站"中。

3.提示"在采集中无法编号",常见原因是采样人员采集结束后没有点击"采集完成",导致该标本一直处于"采集中"。

4.如无流转包条码或流转包条码模糊,可取出包内一个标本条码作为流转包条码,在"标本前处理工作站"中扫入,再在"常规检验工作站"里录入。若采集点未进行封包操作,"前处理工作站"会提醒"采集点未封包",但标本条码仍然可直接在"常规检验工作站"里扫入。

5.错误提示"标本未绑定人员信息"而采样管中确实有咽拭子。发生的可能原因:这个条码未在采集点录入采集系统,未包含任何患者的信息,属于信息空管。若这个情况经常出现,说明采样点流程有问题,需及时提醒采集点。"浙江省核酸检测应急平台"不断在优化和完善,界面和操作可能会有一些调整,在使用过程中以实际系统界面与功能为准。

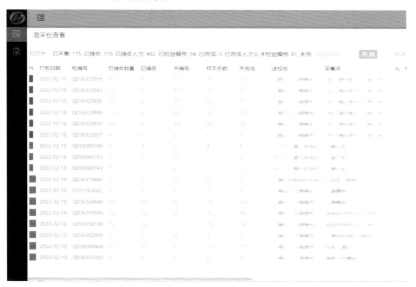

图 4-16　混采包信息查询界面

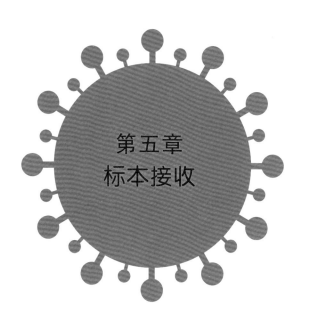

第五章
标本接收

在大规模筛查时,标本接收队是先遣队,是决定检测起步速度的第一关。若标本接收队员间分工不明确、系统使用不熟练、标本编号不清晰、录入不仔细、振荡不充分,就会导致整个流程不顺畅、检测效率低下。因此,基地需要制定科学、规范、高效的标本接收管理流程并开展相关培训。

一、人员配置和分工

　　1.按每小时接收 1 万管标本估算,相应班次需配置 25～30 人。如果每个标本都有独立的密封袋,拆袋子较费人力,则需要 30 人。大部分岗位相对简单,可以安排生物安全培训合格的属地人员辅助。

　　2.标本接收区分不同岗位,岗位人员数量、职责如下。

　　1)接收区组长

　　人员数量:1 人。

　　岗位职责:确认任务量、标本到达时间和收样截止时间,安排队员提前到岗;应根据现场情况合理调整各岗位人数,同时根据岗位的重要性、复杂程度和队员能力调整队员分工;安排本班次异常标本的分类、登记、处理、检测和反馈,监督填写"不合格标本登记表"(见附表 4);抽查标本编号和架号录入是否正确;核查加急检测等特殊标本是否特殊标记、登记并及时处理;负责填写交班记录表,做好交接工作,并安排其他队员有序下班;组织接收区内务管理,归类放置记录表,清点设备和物资,及时与领队和其他组长沟通标本接收进度。

　　2)签收岗

　　人员数量:1～2 人。

岗位职责:签收运送箱,核对箱数,确认标本来源(是否来自封控区)及是否需加急检测,必要时估测标本管数,同时填写"标本签收登记表"(见附表2),填写完成后让运送人员签字确认;管理标本接收区外部环境,将运送箱分类整齐放置在指定位置;对运送箱进行清洁消毒。

注意事项:标本量较大时,需要特别注意区分已处理的运送箱和未处理的运送箱,按指定位置存放。

3)开箱及拆包岗

人员数量:开始设置5~6人,后续设置2~3人即可。

岗位职责:传递标本箱,开箱、扫描流转包条码、拆包、将标本分类放置在有标识(如"优先""普通")的整理箱中,及时将空箱传出,由室外签收人员转运和集中放置。

注意事项:特别注意如果发现包内有异常标本,应告知组长,并记录好流转包码,便于追溯。

4)标本袋拆分岗

人员数量:设置4~15人(若每个标本单独密封,则需要安排15人)。

岗位职责:拆分密封袋,并将标本整理分类后放置到有标识的标本盒中;如果标本有漏液,应报告组长并及时处理。

注意事项:查看不同种类的采样管,确认是否为灭活管型,若发现异常,应及时上报。

上述签收岗、开箱及拆包岗和标本袋拆分岗可按实际情况合并,动态调整。

5)标本编号录入岗

人员数量:12~14人。

岗位职责:提前打印或手工编写管号和架号,装架,录入标本条码,同时检查标本状态,若发现异常标本(空管、无拭子、无条码、条码模糊、双条码等)需登记,将异常标本集中放置于异常标本架上。

注意事项:应提前分配好号段,分批次发放架号。

6)振荡和传送岗

人员数量:2~4人。

岗位职责:涡旋振荡标本(关键步骤,常被忽视);核查整架标本管数和编号,按顺序归类放置;将标本送到二区传递窗,填写"标本架次分配表"(见附表3)。

7)留班交接岗

人员数量:2人(轮流排班)。

岗位职责:熟练全流程,与组长一起交接班。

二、编号和录入流程

1.编号和录入流程见图5-1。标本编号录入岗队员按顺序领取提前打印好的架号(按照顺序发架号标签,确保早期的标本架在前面)。如果每批次采用两个50孔试管架,第一个架子排44管标本(加样时接着3阴1阳),第二个架子排48管标本(见图5-2),每架标本应粘贴或用记号笔手工记录标本首尾编号,务必将加急标本录入加急组或者规定号段,架号建议9开头(见第四章"信息系统")。待92管标本录入结束后,在系统右上角录入框内输入"架号01-架号92",按Enter键,确认右下角显示标本数是92;如不是92,需核对未录入标本(见图5-3)。确认无误后,填写"检测全流程记录表"(见附表5,加急的可以用粉色纸打印)。将两架标本作为一个检测批次放入密封袋或黄色垃圾袋,并在袋外贴上相应的架号,交给振荡和传送岗。振荡和传送岗队员核查有无标本编号,及记录表上的架号与张贴架号是否一致,注意振荡时务必压紧整架标本,确保所有管内拭子都能涡旋混匀并洗脱,最后将标本架送到二区传递窗,同时填写"标本架次分配表"(见附表3)。

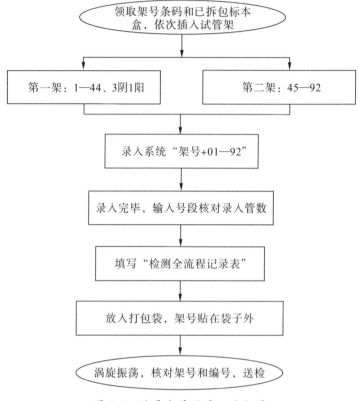

图 5-1　编号和系统录入流程图

2.若采用8×12孔试管架或白色海绵底座(100孔)试管架(推荐),也可以按照上述模式,或者前面92个是标本,加样时后面接着3阴1阳(推荐随机放置)。待队员配合熟练之后,再更改质控品的加样位置。

		1	2	3	4	5	6	7	8	9	10
第一架	第一排	1	2	3	4	5	6	7	8	9	10
	第二排	11	12	13	14	15	16	17	18	19	20
	第三排	21	22	23	24	25	26	27	28	29	30
	第四排	31	32	33	34	35	36	37	38	39	40
	第五排	41	42	43	44	P	N	N	N		
第二架	第六排	45	46	47	48	49	50	51	52	53	54
	第七排	55	56	57	58	59	60	61	62	63	64
	第八排	65	66	67	68	69	70	71	72	73	74
	第九排	75	76	77	78	79	80	81	82	83	84
	第十排	85	86	87	88	89	90	91	92		

注：橙色标记的孔或者黑白打印出来灰色的孔是96孔板每列首孔。

图 5-2　两架一组 50 孔试管架标本放置举例

（可制作成操作卡贴在接收区和二区安全柜内）

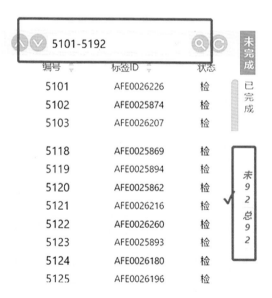

图 5-3　每架标本录入后核对录入的数量示例

三、不合格标本处理流程

不合格标本种类较多,应做好区分、登记和检测,便于追溯可能的阳性患者,同时应及时统计不合格情况,向采样点和采样培训责任人反馈数据并提出建议。例如:哪些采样点不合格情况较多,建议加强培训;哪类采样管易发生漏液,建议关注或更换其他品牌采样管。不合格标本分类及处理方法见表5-1。

表5-1 不合格标本分类及处理方法

序号	类别	具体描述	处理方法
1	有条码无信息	提示标本不存在	尽可能找到包码,登记,分类放置,最后集中手工编号并检测;具体原因可参照第四章"信息系统"
2	无条码	无条码有拭子	
3	条码模糊或撕毁	条码无法读取	
4	条码脱落	多个脱落在密封袋中,不能一一对应	
	双条码	同一管标本两张条码,且都能录入	连续编号都录入,例如01、02,02号孔空置,在提取表上记录并与二区沟通
		同一管标本两张条码,仅有一张能录入	录入一张条码,另一张条码按照异常标本登记
		同一管标本两张条码,都不能录入	尽可能找到流转包码并登记,分类放置,最后集中手工编号并检测
5	轻微漏液	少量漏液,剩余量能检测	在生物安全柜内打开外包装,擦拭消毒,继续检测,登记
6	严重漏液	全部标本漏光,不能继续检测	登记后,消毒、密封、包扎后丢弃

序号	类别	具体描述	处理方法
7	无拭子	采样管内无拭子	登记,不需要检测
8	无内参	有拭子,但两次提取检测内参均不合格	向三区反馈,登记

四、常见问题

1. 接收区秩序混乱。由于人员多、标本量大,一旦管理不善,很容易发生标本丢失、整架漏刷、忘记振荡或者涡旋振荡不充分等情况,因此必须选择一位管理经验丰富、认真细致、责任心强的组长,做好培训、监督、协调和沟通工作。

2. 当有大批量标本突然送到时,若在早上,二区还没有标本时,可先抽调部分二区和未上岗三区的队员辅助,已进入三区的人员不建议去其他区域帮忙。

3. 实验室改造时空间预计不足、场地拥挤,影响接收效率,可临时改造邻近二区的房间,将接收环节分解到多个房间。

4. 条码漏刷或误刷。三区队员审核时发现有标本未录入系统应及时反馈给二区,找到标本后及时补录。如在补录入时发现标本已经被误录到其他号段,则需及时修改标本编号。

5. 标本接收区断电、断网或者系统崩溃。条码可暂不录入,其他操作按照上述流程处理,需要在"检测全流程记录表"(见附表5)标记"未录入";待系统恢复后,再从二区拿回标本和记录表进行录入;录入完毕后标记清楚,并将记录表传送至三区审核。

第五章

标本接收

第六章
岗位分工和
操作规程

在大规模筛查时,实验室人员较多,为保证实验室快速、高效和有序地运转,建议定人定岗管理。将整个操作流程分解成若干个岗位,再把合适的队员固定到各个岗位上,各个岗位之间安排传送人员相互衔接。这样,每位队员可以专注于各自岗位的工作,提高检测效率,降低错误率,最终保质保量地完成检测任务。

我们根据经验得出,在基地场地、各区人员以及仪器配比合理的前提下,基地核酸检测标本平均周转时间(turn around time,TAT,从标本接收、信息录入到报告的时间)小于 3 小时,80% 的标本可在 4 小时内审核报告。如果队员分工和衔接工作配合较好,同时采用提取和扩增时间较短的试剂,则平均 TAT 能达到 2.5 小时,95% 的标本 3 小时内完成报告。因此,分工和流程的持续优化对于基地的高效运行是至关重要的。

一、岗位分工和关键岗位职责

以下岗位分工按照之前多次大规模筛查经验总结得出。对于初期不熟练的人员,岗位分工越细致,人员掌握度越好,实验室整体运转效率越高。部分熟练的员工在掌握本岗位工作流程后,可协助或指导前后岗位人员完成工作,高效运转实验室检测流程。

具体分工和岗位职责需根据各基地具体情况及时优化调整。

▶ 1. 标本接收区

岗位设置有签收岗、开箱及拆包岗、包码录入岗、标本袋拆分岗、标本编号录入岗、振荡和传送岗等,另设置标本接收区组长。具体职责参见第五章"标本接收"。

▶ 2. 一区

设置试剂配制岗。岗位职责包括:确认当日使用试剂品牌、批号和用量;明确配制方案;明确配制 PCR 反应体系放置位置;负责当日班次 PCR 反应体系的配制和保存;其他注意事项见岗位操作规程。

▶ 3. 二区

设置蛋白酶 K 加样岗(必要时)、标本加样岗、提取上机岗、点样岗、复测岗、房间协调岗等。以上岗位可根据实际人员调整或并岗。

1)蛋白酶 K 加样岗

部分提取试剂需要添加蛋白酶 K,故设置该岗位,具体根据基地实际情况调整。负责提前添加蛋白酶 K 和添加后的保存工作。

2)标本加样岗

a)确认标本袋、"检测全流程记录表"和标本架上的三处标本编码一致且按序排列,标本加样应在生物安全柜内进行。

b)核验提取板前后位置,在提取板侧面和"检测全流程记录表"上标记加样编号和加样位置等信息。

c)按照"检测全流程记录表"顺序,每孔加相应体积(如 $300\mu L$)的样本。如有加错样本,应立即在"检测全流程记录表"上备注,上机前需再次确认"检测全流程记录表"已签字、加样顺序和样本孔加样状态。

d)提取板加样后交于二区房间协调人员。

e)标本提取结束后,用原小号黄色垃圾袋连试管架一起套好扎紧,放置在"已检标本"区域。

3)提取上机岗

a)提取前核对"检测全流程记录表"和提取板信息是否填写完整,核对加样顺序和每孔是否都已加入样本或质控。

b)由二区提取仪上机岗人员负责上机,参照提取仪操作说明书操作。

c)提取完成后,将洗脱板和"检测全流程记录表"交于点样人员。

d)对提取板、磁珠板和洗涤板等进行封膜处理,装入大号密封袋或黄色垃圾袋后,再放入黄色垃圾袋,作为医疗垃圾及时转运出二区,并对仪器进行清洁和紫外消杀工作。

e)注意:从提取仪取出提取完成的洗脱板时,应检查仪器是否提示已提取完成,随后查看仪器有无故障或者是否正常启动,避免将未提取的洗脱板直接点样的错误操作。

4)点样岗

a)点样人员核对洗脱板和"检测全流程记录表",加模板。

b)八联管加盖(首尾压紧)后用自动压盖机(如有)完成压盖工作,确保压实每一个孔。如有侧翻、外溢等情况,需换新盖子重新盖紧。

c)核对每一孔液面高度,查看是否有漏加现象。

d)模板与"检测全流程记录表"用密封袋密封,放入指定位置。

e)提取板模板(洗脱板)点样后,用封板膜覆盖;若没有封板膜,则放入密封袋中,集中放置在"报告未发核酸"位置。如果点样人员较忙,则该项工作可由房间协调人员完成。

5)复测岗

a)掌握该基地的复测要求和流程。

b)明确主检试剂和复测试剂品牌,确认复测试剂的准备和存放情况。

c)明确复测仪器和复测位置。

d)接收"三区到二区记录表"(见附表6),并找出对应复测标本,按照复测流程开展复测;如有阳性标本,则保留整架标本以备复测。

e)实验结束后,整理实验室废弃物,转移出二区。

6)房间协调岗

a)可由二区房间责任人兼岗。

b)及时查看各加样岗标本堆积情况,及时补足待提取标本。

c)掌握其他岗位的流程进度,做好二区房间协调,遇到问题及时解决或报告。

▶ 4.三区

设置登记岗、上机岗、审核岗。

1)登记岗

a)从二区传至三区传递窗接收待上机核酸扩增板及对应的"检测全流程记录表"(见附表5)。

b)在"三区上机和结果发布汇总表"(见附表7)中登记标本架号、上机时间以及分配 PCR 仪的序号等信息。

c)在"检测全流程记录表"相应位置标注 PCR 仪序号,检查封膜密闭以及样本反应体系液面情况,将样本及对应的原始记录单放置在待上机区等待上机人员上机。

d)将"检测全流程记录表"上需要复测或者无须复测的相关架号和标本号信息记录在"三区到二区记录表"上,并将反馈单从传递窗传递至二区。

e)分配上机时应按扩增仪的编号顺序依次进行,建议从扩增时间短的仪器开始。

2)上机岗

a)确认扩增程序无误后,将登记完毕的核酸样本安排至对应的 PCR 仪进行核酸扩增。

b)在扩增完毕后判读核酸扩增结果,将内参基因、ORF1ab /N 基因的 Ct(cycle threshold)值以及内参曲线未起、可疑阳性等需要复测的相关标本信息记录于"检测全流程记录表",并将记录单交给结果审核人员。

c) 从扩增仪中取出扩增完毕的标本后,必须观察八联管或扩增板中的反应体系液面情况,确认无异常现象后,将八联管或扩增板装入密封袋密封后,放至相应的垃圾袋。切记:扩增产物无须高压处理。

3) 审核岗

a) 根据"检测全流程记录表"中的结果信息,对结果进行审核。

b) 将"检测全流程记录表"上的结果信息登记至核酸扩增汇总表内,记录需要复测的样本信息,并简单标注复测原因。

c) 当碰到可疑阳性结果时,需仔细审核相应孔位、曲线状态、Ct值大小等信息,确认无误后立即将信息反馈至二区,按照本室复测流程开展复测工作。

d) 对可疑阳性结果,应当第一时间汇报给班次组长,由组长汇报给总协调人。待复测结果明确后填写"可疑标本复测结果登记表"(见附表8)和"阳性结果上报登记表"(见附表9)。

▶ 5. 转运/传送岗

可设置的转运/传送岗有耗材传送岗、体系传送岗、模板转送岗和医疗废物转运岗等,以上岗位根据场地实际情况增减。

1) 耗材传送岗

a) 统筹安排物资储备,保证各种耗材齐全。

b) 每个区工作结束后核对耗材数量,告知下一班次所需耗材的数量和种类;当班人员根据上一班次交班情况,尽量一次性把耗材备足,所有试剂和耗材的外包装在实验室外提前拆除后带入二区。

c) 如在实验过程中发现耗材短缺的情况,需用对讲机告知协调人员传递进来。

2) 体系传送岗

一区根据二区所需体系量配制好体系,并从传递窗将体系传送到二区。

3）模板传送岗

a）反应体系通过二区传递窗传递；如果没有传递窗，则可从二区实验室入口传递，传递人员不进入房间。

b）每一块扩增板对应一张"检测全流程记录表"，传送员将其和对应表单一起传到三区。

注：常规基因扩增实验室中，二区与三区之间设置有专用传递窗，二区可以直接将扩增板和对应"检测全流程记录表"一起放在传递窗中，交给三区即可。

4）医疗废物转运岗

a）将每个区的医疗废物装进黄色垃圾袋并扎紧。

b）套双层黄色垃圾袋并用鹅颈结打结或用扎带扎紧，表面喷洒75％的酒精，贴上感染性医疗废物标签，写上日期并签名，置于废弃物传递窗中，或将垃圾袋放置于指定垃圾暂存区。

▶ 6.管理协调岗

具体分工和岗位职责见第三章"人员和组织结构"。

二、各功能区操作规程

▶ 1.标本前处理区操作规程

详见第五章"标本接收"的第二部分"编号和录入流程"和第三部分"不合格标本处理流程"。

▶ 2.一区操作规程

（1）一区人员要同标本前处理人员同一时间进入各自岗位，先将试剂从冰箱取出，室温解冻；如天气寒冷，要提前进入一区进行试剂解冻,防止因试剂解冻不充分而影响后续检测效率。

(2)当班人员根据首批标本量配制试剂,检查试剂批号及效期,确定批号一致,无过期试剂。

(3)将一区划分为"已分装试剂""复测试剂"和"复融试剂"区域。

(4)室温充分解冻后先颠倒混匀,瞬时离心,如为A、B反应液,可先将等比例的A、B液瞬时离心后全部转移到一次性加样槽中,再用枪吸出剩余部分,充分混匀后分装在PCR反应管/板中,检查PCR反应管/板液面是否一致,避免漏加或少加情况的发生。

(5)下班前统计当前班次试剂使用量及剩余量,已分装但未使用的PCR反应管/板应用密封袋密封后写上配制日期、时间、试剂品牌、配制人姓名与联系电话,置于−20℃保存,以便下一班次继续使用。登记"一区交班表"(见附表11)信息,如配制试剂品牌、配制板数、剩余板数、配制人和配制日期等。

(6)阳性复测需要配制主试剂和复测试剂。

(7)实验结束后,打包医疗废物,对实验室环境进行消毒和清洁工作。

(8)下班前,清点该区物资储备情况,并上报本组物资管理员。

(9)特别注意:不要在一区打开阳性对照;试剂按需配制,多余配制的试剂要写好配制的日期、时间、配制人及联系方式;切勿将试剂盒放在4℃长时间过夜解冻,易造成试剂扩增效率降低。96孔托板和盖子如要返回一区,建议用0.1%含氯消毒液浸泡30分钟后,再用流动清水反复冲洗,晾干后返回。

▶ **3.二区操作规程**

(1)将标本按序排列后,在生物安全柜内开盖加样。

(2)从提取试剂盒中取出提取板后,用记号笔进行符合实验室操作习惯的标记。按照原始记录表顺序每孔加入规定体积标本。

如加错标本,应在"检测全流程记录表"上备注。

(3)核酸提取岗核对"检测全流程记录表"信息并确认签字,保证加样孔和标本次序一致。

(4)上机提取时,参照提取试剂说明书和提取仪操作说明书操作。

(5)提取完成后,由专人负责加模板并封膜。注意确保每孔的孔口与封膜无空隙,再用刮板封闭四周,确保四周无缝隙。如用八联管,则需确保每个孔盖压实无缝隙。

(6)由专人负责按照标本记录单进行模板转移、加盖、离心和密封袋密封,以及其他重要的备注信息登记,再次确认扩增板液面是否一致。将标本记录单放入密封袋中,放入传递窗或交给相关转运人员。

(7)标本提取结束后用小号黄色垃圾袋连同样本架套好扎紧,用记号笔标记这一板标本的架次号,放置在"已检标本"区。

(8)洗脱板用封板膜覆盖,没有封板膜则放入密封袋中(见图6-1),放置于"报告未发核酸"区域保存,待结果审核、发布后方可丢弃。将所有结果阴性的核酸提取板置于黄色垃圾袋,按照医疗废物处理。重复使用的标本架,清洁后及时传回至标本接收区。

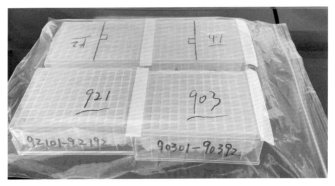

图 6-1　洗脱板保存放置示例

(9)标本结果发布后或当班次检测工作结束后,整理废弃物,转移出二区。废弃物存放区应有足够的废弃物收纳箱托底,避免废液流出而污染地面的情况发生。后勤人员每天做好废弃物收纳箱的消毒清洁工作。

(10)将二区划分为"待检标本""已检标本""已发标本""待复测标本""报告未发核酸"和"报告已发核酸"区域,便于下一组接班。

▶ 4.三区操作规程

(1)用刮板再次对 96 孔板进行封膜,确保无缝隙。若用八联管,则需再次确认盖子密封情况,瞬时离心。

(2)确认扩增板液面是否一致,确保没有气泡。

(3)三区登记人员按照扩增板进入三区的时间,依顺序安排PCR 仪。

(4)按照扩增结束时分析检测结果,填写"检测全流程记录表"和"三区到二区记录表";按照日期、组别和批次,依次整理"检测全流程记录表",并归档保存至指定位置。

(5)如有阳性结果,填写"可疑标本复测结果登记表"和"阳性结果上报登记表",发给基地数据管理员或者相关责任人。

(6)将 PCR 反应管/板放入密封袋中封存。

(7)将密封好的 PCR 反应管/板轻轻放入黄色垃圾袋中,在装满 2/3 后用双层黄色垃圾袋鹅颈结扎口,贴上医疗废物的标签,放在指定位置。

(8)实验上机过程详见仪器操作说明。

(9)结果判读举例如下,以下检测试剂均附有简易操作卡(见附件 3),可通过扫描二维码下载,修改后打印并张贴在各自实验室相应位置。

1)明德

①FAM 为 N 基因指示通道,HEX 为 ORF1ab 指示通道,ROX 为内参指示通道。

②FAM 通道扩增曲线呈指数增长且 Ct 值<38,为 FAM 阳性;FAM 通道扩增曲线无指数增长或 Ct 值≥40,为 FAM 阴性。

③HEX 通道扩增曲线呈指数增长且 Ct 值<38,为 HEX 阳性;HEX 通道扩增曲线无指数增长或 Ct 值≥40,为 HEX 阴性。

④ROX 通道扩增曲线呈指数增长且 Ct 值<35,为 ROX 阳性;ROX 通道扩增曲线无指数增长或 Ct 值≥35,为 ROX 阴性。

2)圣湘

①FAM 为 ORF1ab 基因,ROX 为 N 基因,HEX 为内参基因。

②对于 FAM 或 ROX 通道检测到典型的 S 形扩增曲线,且 Ct 值≤40 的标本,报告为阳性。

③对于 FAM 且 ROX 通道均未检测到典型 S 形扩增曲线,或 Ct 值>40,HEX 通道有扩增曲线 Ct 值≤40 的标本,报告为阴性。

④对于 FAM、ROX、HEX 通道均未检测到典型的 S 形扩增曲线,或 Ct 值>40 的标本,表示本次检测标本细胞含量太低或者有干扰物质抑制反应,该标本的检测结果无效,应查找并排除原因,并对此标本重新采样。

3)达安红盒

①FAM 通道为 N 基因,VIC 通道为 ORF1ab 基因,Cy5 通道为内参基因。

②如果检测样品在 FAM 和 VIC 通道无扩增曲线或 Ct 值>30,且 Cy5 通道 Ct 值≤30,可判样品为阴性。

③FAM 或 VIC 通道结果阳性(Ct 值≤30),Cy5 通道有或无扩增曲线,可判为阳性。

④FAM 和 VIC 通道任一通道呈典型 S 形扩增曲线(Ct 值≤

30),或三通道无扩增曲线(或 Ct 值>30),需复测。

4)达安绿盒

①FAM 通道为 N 基因;VIC 通道为 ORF1ab 基因,Cy5 通道为内参基因。

②如果检测样品在 FAM 和 VIC 通道无扩增曲线或 Ct 值>40,且 Cy5 通道有扩增曲线,可判样品为阴性。

③如果检测样品在 FAM 和 VIC 通道 Ct 值≤40,且有明显的扩增曲线,可判样品为阳性。

④如果仅 FAM 或 VIC 单一通道 Ct 值≤40,另一通道无扩增曲线,需复测。

5)硕世

①FAM 通道为 ORF1ab 基因,VIC 通道为 N 基因,Cy5 通道为内参基因。

②在仪器正常,阳性对照和阴性对照均正常的情况下,进行结果分析。待测标本的目的靶基因单通道或双通道检测结果 Ct 值≤37,曲线呈 S 形且有明显指数增长期,判断为阳性;目的靶基因通道 Ct 值>40 或未检出,则此次结果判断为阴性。

③可疑:当出现任一通道及双通道检测结果 37<Ct 值≤40 时,应对标本进行复测。如复测实验结果单通道 Ct 值≤37 或者两个通道 Ct 值为 37~40,曲线呈标准 S 形且有明显指数增长期,则判断为阳性;否则,判断为阴性。

④标本内参 CY5 通道检测结果应 Ct 值≤37,否则采样复测。当标本结果判读为阳性时,如内参 Ct 值>37 或未检出,结果仍可信。

6)之江

①FAM 通道为 ORF1ab 基因,HEX/VIC 通道为 N 基因,TEXAS RED 通道为 E 基因,Cy5 通道为内参基因。

②在仪器正常,阳性对照和阴性对照均正常的情况下,进行结果分析。FAM、HEX/VIC 和 TEXAS RED 中任意两个及以上通道指数扩增且 Ct 值≤43,判读为阳性;若三通道均未指数扩增或 Ct 值>43,则为阴性。

③若 FAM 或 HEX/VIC 指数扩增且 Ct 值≤43,但是 TEXAS RED Ct 值>43 时,需复测。复测结果任一通道指数扩增且 Ct 值≤43,可判读为阳性;三通道均 Ct 值>43,可判读为阴性。

④仅 TEXAS RED 指数扩增且 Ct 值≤43,需重新采样。

⑤CY5 未指数扩增或 Ct 值>43,结果无效,需重新采样或重新检测。

7)伯杰

①FAM 通道为 ORF1ab 基因,HEX/VIC 通道为 N 基因,ROX 通道为内参基因。

②在仪器正常,阳性对照和阴性对照均正常的情况下,进行结果分析。对于 FAM 和 HEX/VIC 通道检测到典型的 S 形扩增曲线,且 Ct 值≤40 的标本,报告为阳性。

③对于 FAM 且 HEX/VIC 通道均未检测到典型 S 形扩增曲线,或 Ct 值>40 的标本,报告为阴性。

④FAM 或 HEX/VIC 单通道扩增,需复测。若复测单靶标阳性或双靶标阳性,则报告为阳性;若复测为双靶标阴性,则报告为阴性。

三、操作记录管理

一些关键的步骤和重要的事项需要书面登记,附表中罗列了一些前期大规模筛查时使用过的主要记录表模板(清单见表 6-1),

使用时需要注意以下几个方面。

1. 这些表格是常用的必要的记录表,各岗位队员应认真填写。例如标本接收区需要详细记录不合格标本的具体情况,方便后续审核区队员及时处理和跟踪。

表 6-1　常用的工作记录表清单

附表序号	表格名称	使用区	存档区	推荐等级
1	物资请领单	办公室	办公室	B
2	标本签收登记表	接收区	接收区	A
3	标本架次分配表	接收区	接收区	A
4	不合格标本登记表	接收区	接收区	A
5	检测全流程记录表	二、三区	三区	A
6	三区到二区记录表	二、三区	二区	A
7	三区上机和结果发布汇总表	三区	三区	A
8	可疑标本复测结果登记表	三区	三区	A
9	阳性结果上报登记表	办公室	办公室	B
10	标本接收区交班记录表	接收区	接收区	B
11	一区交班表	一区	一区	B
12	二区交班表	二区	二区	B
13	三区交班表	三区	三区	B
14	整理、维护和清洁记录表	二区	二区	B
15	医疗废物运出交接表	医疗废物暂存区	医疗废物暂存区	B
16	队员核酸筛查记录表	办公室	办公室	B

2. 在各个不同基地使用过程中,需要根据实际情况逐步优化表格要素。如果在使用过程中发现没有实际用途,可讨论删除。

3. 在填写每一张表格时强调要填写完整、字迹端正,特别是提取仪、提取人、安全柜位置、PCR 仪编号等内容,方便查找原因并针对性地解决问题。

4.各区组长应及时将所有记录表按照日期、班次和区域归档保存至指定位置,作为基地大规模筛查的档案材料保存。

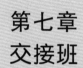

第七章
交接班

在大规模筛查时,流畅的班次交接是确保检测效率的关键环节。由于各地支援的队员多且互相不熟悉、仪器种类多、标本量大、时间紧急等,所以在筛查工作中,特别是在早期阶段,容易造成交接班不顺利,大大降低检测效率。例如:各个岗位的接班队员不能迅速理顺流程进行下一步操作;审核人员不能准确归类已上机架次并及时发出报告;二区标本复测人员难以查找复测标本,延迟疑似阳性标本的报告时间;交班人员被接班人员反复询问,从而休息受影响。因此,需要进行交接班流程指引并标准化操作。

一、关键要点

1. 明确划分区域,张贴标识(见附件1"分区和定位标签"),分类放置标本或者试剂等,举例说明:

(1)将标本接收区划分为"空箱放置处""未拆转运箱""已录入标本""待录入标本""已振荡标本"和"不合格标本"区域。

(2)将一区划分为"已分装试剂""复测试剂"和"复融试剂"区域。

(3)将二区划分为"待检标本""已检标本""已发标本""待复测标本""报告未发核酸"和"报告已发核酸"区域。

(4)各区划分各类归档日志放置的位置,做好标识。

2. 指定各区交班和接班责任人,明确各个岗位交接班流程和责任,提前做好培训。

3. 根据实际需求填写各区交班记录表(见附表10至附表13),表的形式可选纸质、电子或手写拍照等。

4. 在排班时,应明确接班人员必须提前0.5~1小时进入实验室,错峰交班;交班人员确保接班人员完全能接手所有工作后才能逐个撤离,不得擅自离开岗位。

5.每班次结束前完成整理和清洁工作,填写"整理、维护和清洁记录表"(见附表14)。

二、各岗位交接内容

▶ **1.标本接收区**

(1)空的标本转运箱和未拆转运箱的标本放置位置。

(2)待录入标本和已录入待送检标本的放置位置。

(3)确认信息系统中已编号段。

(4)标本接收记录登记表清晰完整。

(5)不合格标本放置位置及登记情况(区分不合格标本类型)。

注意事项:接班责任人和交班责任人一同逐一沟通确认上述(1)~(5)项工作,其他区的队员也参照和采取同样的方式,交代、问询前一班次有无工作异常事件和需要特别注意的事项。如:①不合格标本让步检测情况;②跟进各检测单元的检测进度,灵活统筹标本送入二区。

▶ **2.一区**

(1)各类型试剂存放位置,包括已分装、未分装和复测试剂的存放位置。

(2)复融试剂的数量和位置,评估本班次的用量。

(3)上一班次试剂使用的稳定性,若有异常,及时反馈并解决。

注意事项:不同试剂类型均需有明确标识,如配制的试剂类型和时间;建议少量配制复测用试剂,并做好余量记录。

3. 二区

(1)四个类别标本的情况和放置位置(待检、已检、已发、待复测标本)。

(2)核酸提取板的处理情况和放置位置,报告未发和待复核核酸洗脱板位置。

(3)已审核发布结果的标本和核酸及时打包和送出。

(4)复测岗逐一交接可疑标本,确认已完成和待完成标本位置,包括原始管和原始核酸;沟通前一班次复测的原因和频次,并向其他岗位人员传达。

(5)整理和归类各类表单。

注意事项:原则上,已完成加样但未上机扩增的标本应由上一班次负责完成,确保及时上机扩增;"待检"标本标识明确,严格按照"三区到二区记录表"清理已发报告的标本,防止发生未检测或未报告的标本被提前误丢弃。

4. 三区

(1)已审核发布和未完成标本的情况。

(2)已上 PCR 仪和未上 PCR 仪的反应管/板。

(3)明确复测标本状态,如正在提取、已上机扩增状态,完整填写"可疑标本复测结果登记表"等。

(4)沟通异常设备和异常曲线情况,并向其他岗位人员传达。

(5)整理和归类各类表单。

5. 物资岗

(1)清点并补充下一班次所需的常见物资,如各规格枪头、提取试剂、PCR 反应管/板/膜、清洁物品、垃圾袋、密封袋、利器盒等。

(2)当日最后一班根据第二章"设备和物资"中的物资清单确认各项物资的库存、放置位置和需求。

▶ 6.医疗废物交接岗(可选)

(1)明确标本及感染性医疗废物、纸盒外包装、扩增板的种类和数量。

(2)确认以上三类医疗废物的存放位置。

(3)确认所有医疗废物已打包并张贴合适的标识。

(4)确认转运路线和存储位置。

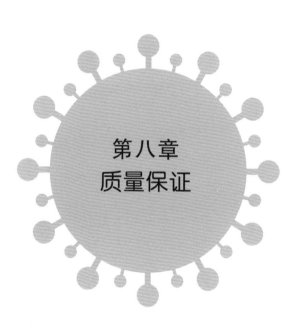

第八章
质量保证

在大规模筛查时,任务重、时间紧,移动方舱或气膜实验室需要最快速度启用,但是鉴于提取仪和 PCR 仪经过多次搬动,在检测标本前,除仪器工程师需要开展必要的装机校准外,实验室操作人员还需要进行检测系统的快速验证,其验证流程与实验室常规采用的性能验证流程有所不同。同时,基地必须建立统一的室内质控规则。另外,人员是质量保证的关键要素,管理团队应把来自不同单位的支援队员根据经验水平安排在恰当的岗位,全体队员应服从指挥、各司其职,知晓并按照操作规程(见第六章)操作,遇到问题及时反馈沟通,最终使质量保证措施落实到位。

一、检测系统的快速验证

▶ 1.样本来源

基地内常规使用的第三方质控品和生理盐水。

▶ 2.验证浓度

试剂盒的最低检出限,如 500 或 200 拷贝/mL,建议采用当地当日采集的剩余阴性标本(多管可先混合成一管)或者未使用过的病毒采样管内保存液作为稀释液。

▶ 3.验证方案

将质控品稀释到最低检出限浓度,做 5 个孔重复,加 3 孔生理盐水,共 8 个孔样本,所有提取仪均提取以上 8 个样本,将提取后的核酸分别同时转移到若干八联管体系中,上机,确保所有 PCR 仪均扩增上述 8 个样本(见图 8-1)。

▶ 4.判断标准

提取仪和 PCR 仪同时开启并运行正常,不断电,室温不超过上限;每台 PCR 仪的结果均符合预期(5 个最低检出限浓度样本均能检出,3 个生理盐水样本均无扩增;如 5 个样本不能全部检出,则不通过,需要扩大验证样本到 20 个再次验证)。验证时确保扩增程序设置正确,因此首次验证时,需要把不相关的程序全部整理到其他文件夹,以防止误用(此类误用情况已经发生过多次)。可通过分析后续实际检测过程中的各批次弱阳性质控结果,补充完善并完成批间精密度的验证。

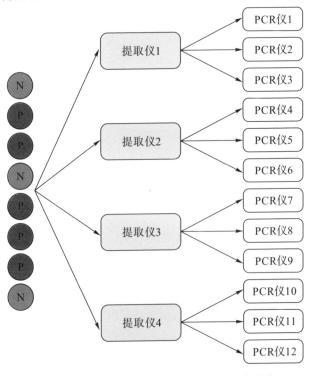

5管最低检出限浓度
样本和3管生理盐水

每台提取仪提取相同的8个样本,
采用多台PCR仪同时扩增

图 8-1　检测系统的快速验证示意

二、质控品和质控规则

▶ 1.质控品的选择

建议优先选择第三方的、包含 ORF1ab、N 和内参基因全长序列的假病毒的低值质控品。需特别注意的是,目前市面上第三方质控品较多,有全序列假病毒产品,也有非全序列假病毒产品,购买前要确认扩增试剂盒与第三方质控品匹配。阴性质控品即生理盐水。

▶ 2.质控品的稀释

建议优先选择低值质控品,浓度为 500～1000 拷贝/mL,且数量足够,可以直接使用。如果是中浓度或者高浓度的,推荐将质控品稀释到 Ct 值为 32～35(对新的质控品稳定性还不了解时,建议 Ct 值接近 32 为佳)。可根据前期验证最低检出限的 Ct 值大小估算稀释倍数,稀释完成后充分混匀,提取检测,再根据稀释后的 Ct 值进行调整。尽管一般认为采用阴性标本稀释可能更规范,但在大规模筛查时,采样管品牌较多,用不同品牌的采样管保存液作为稀释液易导致质控结果 Ct 值差异较大(采样管的验证见本章"四、其他质量保证措施"),为了保证质控结果的可比性,权宜之计是选择一种各采样点普遍在用的采样管内保存液或者生理盐水作为稀释液。

▶ 3.质控品的验证和分装

统计首 20 批标本的质控结果[ORF1ab 和 N 基因的平均 Ct 值、标准差(standard deviation,SD)和变异系数(coefficient of variation,CV)]。阳性质控均能稳定检出且 Ct 值的 CV 小于 5%,

即可认为弱阳性质控品配制合格。然后,将弱阳性质控品分装到 2mL 冻存管中(每管可使用 5～10 次),－20℃ 冻存。此外,作为阴性质控的生理盐水推荐分装后使用(可采用 15mL 离心管或无菌杯)。

▶ 4. 提取质控的频率

每批标本都需要设置 3 阴 1 弱阳质控品参与提取并检测。当质控品不足时,应提前做好安排,至少保证每个班次完成一次弱阳性质控的提取和扩增,可将提取后的核酸吸到 1.5mL EP 管中,用于扩增过程质控。此时,三区队员必须更慎重地观察每批标本的内参情况,均值应基本保持不变。同时尽快调集可用的质控品,或者采用胍盐保存液稀释阳性标本制备弱阳性质控品。

▶ 5. 质控结果分析

根据多个实验室的经验,弱阳性质控 ORF1ab 和 N 基因的平均 Ct 值＋2SD 可作为判定失控的上限,也可以临时将 Ct 值均值＋2 作为判定上限。无论采用哪种规则,应提前明确告知每位检测队员在检测记录表上注明范围。质量控制组应及时检查记录并分析质控结果,根据失控处理情况进行符合实际的调整。

三、质控判读和失控处理

弱阳性质控 ORF1ab 和 N 基因 Ct 值均在控制范围内,3 个阴性质控品均阴性,且每个标本内参符合试剂盒说明书要求,表明质控合格,可报告整批结果。常见的 3 阴 1 阳质控异常情况如下。

1. 生理盐水阴性质控(非试剂盒内含内参的阴性对照)内参翘尾,Ct 值＞35,提示实验室有轻微内参污染,此时若标本内参正常,弱阳性质控在控,实验有效,报告结果。注意用于监测污染的静置实验和擦拭实验样本需当作临床标本一起检测,不能认为是阴性质控。同时,务必重视内参翘尾现象,如果反复出现,说明实验室存在大的污染风险,应及时采取纠正措施(见本章"核酸污染的监测和预防"部分)。

2.若阴性质控出现阳性结果,阳性质控无扩增曲线,三区的审核队员应及时与二区沟通,确认是否是二区队员错加标本孔位、漏加或错加阳性质控等,并将沟通的过程和结果传达给质量控制组,并及时采取纠正措施,预防再次发生。

3.阳性质控仅单基因阳性或者双靶基因 Ct 值超出上限,而标本的内参结果无异常,质量控制组应收集这类质控品使用记录,如判断质控品不合格,则应尽快更换合适的质控品。

四、其他质量保证措施

▶ 1.采样管的验证

(1)建议物资采购部门使用检测试剂盒推荐的品牌。但是大规模筛查时,多个城市基地或者同一个基地的检测试剂多种多样,较难做到全部使用配套的采样管,因此,实验室应对送检的各类采样管开展比对验证。

(2)验证方案是采用基地收到的各种品牌或货号的采样管保存液分别同时稀释第三方质控品至最低检出限浓度,每套检测系统平行提取同样的样本开展检测,常温放置 6 小时后再次提取检测,要求将稀释后的样本都检出,Ct 值与生理盐水稀释管相近(见图 8-2)。

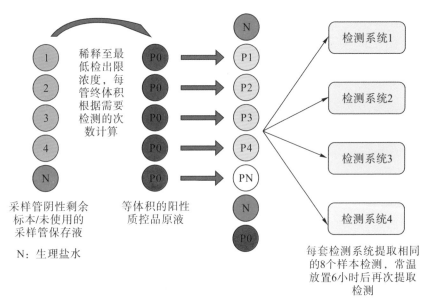

图 8-2　采样管的快速验证示意(4 种品牌采样管举例)

▶ **2.比对实验**

采用统一的阳性样本(推荐灭活的弱阳性真实标本)开展比对实验,可以更充分地了解检测系统的状态,优化检测流程。质量控制组应制定方案,参考性能验证部分的方案,集中制备一批比对样本,分装冻存,针对检测基地的多套检测系统、多个方舱实验室、多个检测班次、多种仪器开展比对实验,及时分析和分享数据。当比对结果不合格时,应尽早采取纠正措施。

▶ **3.核酸污染的监测和预防**

实验室污染会导致假阳性结果,当污染严重时,可能需要暂停接收标本。一旦发生污染,要清除污染极其耗时且烦琐,所以防止污染重在预防。必须反复多次向全体队员强调以下几点(见附件 2 "预防污染警示卡")。

(1)污染主要通过气溶胶扩散。快速吸样、开盖和反应管爆管均可形成气溶胶,加上操作时无"分区"和"单一流向"概念,导致污染扩散。因此,养成好的操作习惯至关重要,所有队员应互相监督。

(2)扩增产物是最常见的污染源(拷贝量极高,极微量的产物污染就可导致假阳性结果)。因此,上机前和扩增完成后必须观察反应管/板密闭性(若耗材不合格,应及时弃用,尤其是96孔板,如果不能完全密封,应尽早改用八联管);扩增完成后的反应管/板用密封袋密封后丢弃;三区的手套务必及时丢弃;PCR管底座需清洁并用紫外灯照射后再使用,绝对禁止直接带回二区。另外,由于每个合格标本的内参均为阳性,所以内参污染非常常见,全体队员务必重视阴性对照孔内参翘尾现象,如果反复出现,说明实验室存在大的污染风险,应及时报告,并采取更彻底的室内清洁措施。

(3)禁止使用试剂盒自带的质粒型阳性质控,试剂盒开封后立即用密封袋将其密封集中送出实验室。使用弱阳性质控品前应瞬时离心,开盖时动作要轻柔。

(4)执行严格的分区管理。基地队员较多,根据岗位分工,大部分队员应固定在单个房间内活动,不应随意走动。

(5)值班组长负责监督做好清洁通风,上班前确认通风系统正常,下班前完成实验室台面、地面和设备的清洁。

(6)含氯消毒液可降解核酸片段,需每日配制常规使用。75%酒精喷雾可让污染物沉降,可辅助使用。对怀疑污染的位置,应采用紫外车近距离照射,并延长照射时间。

(7)除每批次3个阴性质控以外,可定期开展静置实验(可将多个打开的含保存液的EP管静置于疑似污染区)和擦拭实验(分别采用保存液润湿的拭子涂抹可疑污染源,如生物安全柜、PCR仪加热板、试管架、移液器、离心机、地面、冰箱门把手、工作计算机的鼠标、键盘等部位)监测污染。

第九章
复测和数据上报

在分析大规模筛查结果时,在 3 阴 1 阳质控结果正常的情况下,若标本内参合格、靶基因曲线平滑,即可报告阴性结果;若内参异常、曲线异常、靶基因翘尾或者阳性,则需要复测。过多的异常结果复测或者不流畅的复测流程会严重影响工作节奏,降低效率。为了减少假阳性或假阴性结果的发生,尽可能快速准确地上报结果,基地必须制定科学的复测规则,优化复测流程,及时分析原因并采取纠正措施。

一、复测规则和流程

1.具体的标本复测类别和处理流程见表 9-1,其中最常见的情况是内参异常和单基因翘尾。针对不同的情况类别,应当建立不同的复测程序,注意要避免复测程序太复杂而影响报告时间,或者复测程序过于简单而增加漏检风险。

2.整架复测标本较多或者整架内参未出的常见原因有 PCR 程序选择错误,提取板放置错误或者未放平,或者提取仪实际未启动等。

3.为保证复测过程流畅、及时、不遗漏,实验室应注意以下几点。

(1)三区审核人员应充分理解复测规则,一旦需要复测,立即填写"三区到二区记录表"(见附表 6),清晰明了地注明标本的异常情况和"架号-管号-条码号",避免口头传达导致误解。同时,三区安排专人负责复测标本上机和追踪,确保及时发布结果。

(2)二区安排专人负责复测,必要时可设置专用复测的生物安全柜工位,确保复测标本全部及时上机,全流程可追踪。

表 9-1　标本复测类别和处理流程

序号	类别	具体描述	原因分析和处理流程
1	内参异常	部分标本内参 S 形曲线明显滞后或无内参	重新提取并检测。大批量内参异常,则应排除提取原因,复测时改用其他提取仪。如两次检测均无扩增或内参 S 形曲线明显滞后,通知标本接收区按照不合格标本处理
		整板内参 S 形曲线明显滞后或无内参	检查提取板,是否提取仪发生故障或未启动,是否为扩增程序选择错误、试剂配制错误、点样队员未加样等。避开不能排除原因的设备,重新提取并检测
2	曲线异常	见本章"异常曲线原因分析"部分	需要分析原因(见本章"异常曲线原因分析"部分),是否影响结果判读,若是,则重新提取复测
3	单基因非指数扩增	S 形曲线不典型	点击原始荧光曲线,如原始荧光曲线平直,无荧光值增加趋势,则结果可按阴性报告;如原始曲线也存在荧光值增加的趋势,则通知二区重新提取并用原试剂检测。一般 N 基因尾部上翘较常见;若反复发生,则应加强污染的预防和处理措施(见第八章)
		尾部上翘	
		波浪曲线	
		斜向上曲线	
4	单基因指数扩增	S 形曲线典型	重新提取原始标本,将首次阳性的核酸(原核酸)和新提取核酸(新核酸)双试剂复测,填写"可疑标本复测结果登记表"(见附表 8)

5	双基因扩增	S 形曲线不典型	原核酸	主试剂	−	+	+	+
				复测试剂	−	+	+	−
		S 形曲线典型	新核酸	主试剂	−	+	−	+
				复测试剂	−	+	+	−

结果判定和处理	阴性	阳性	整板复测*	重新采样#

* 整架标本重新提取,排除标本加错的可能,根据阳性强弱,必要时可以两种试剂整板同时检测。

若怀疑主试剂扩增产物污染标本,建议重新采样

（3）可疑阳性标本复测流程应规范且标准化，建议在二区和三区张贴"可疑阳性复测操作卡"（见附件4）。

（4）各区负责人在交接班时，建议将复测标本的当前状态以纸质的形式登记交接。

二、异常曲线原因分析

1.仪器设置错误

（1）参比荧光选择错误。当分析结果时发现无曲线或者曲线波动较大，阳性质控也无S形扩增时，需要查看是否选择了参比荧光选项，一般扩增试剂不含参比荧光，设置扩增程序时应将其设置为"None"。

（2）基线设置错误。若干孔或者全部孔的结果的曲线呈斜向上，不能正常设置阈值线，可能是基线范围内的荧光存在较大波动，可以重新选择合理的基线分析。

2.仪器故障

（1）热盖加热异常。在扩增过程中出现某一循环后，荧光值陡然降低（见图9-1A），可能是PCR仪热盖升温不足，导致反应液蒸发。

（2）当卤素灯接触不良或接头松动时，光源强度不稳，扩增曲线呈现多个波浪（见图9-1B）。

（3）电压不稳。曲线中出现向上或向下大V形（见图9-1C），考虑电压不稳，在某个荧光采集点时仪器电压过低或过高，导致光源强度变弱或变强。

3.耗材质量差

（1）反应管、封膜质量差，通透性较差，光路通过时部分光不能通过或被杂质颗粒折射,光反射时发生折射,导致荧光采集异常,出现某一循环或多个循环荧光值波动,扩增曲线打折(见图 9-1D)。此外,耗材中的杂质会使荧光本底升高;仪器自动分析扣除过高的荧光本底,可使部分弱阳性结果异常。

(2)管盖不配套,可导致反应液少量蒸发,反应管中荧光探针浓度增加,荧光基因脱落、荧光本底升高等原因,表现为非 S 形上飘曲线(见图 9-1E)。此外,贴膜不平整,出现褶皱时,可影响光的采集,导致曲线异常。

4.操作不规范

(1)预混液和模板混匀不充分,水相模板在上层,试剂(含有甘油成分)在下层,形成折射,前几个循环荧光曲线不稳定。

(2)反应管内有气泡。部分扩增仪会出现大的气泡容易形成折射,干扰荧光的采集(见图 9-1F),气泡破裂后,荧光曲线回归正常。

5.体系中存在抑制物

早期酶等原料充足,抑制不明显,随着扩增进行,酶等原料减少,而抑制物成分没变,抑制效率增加,导致指数增长不明显或过早地进入平台期。稀释标本降低抑制物影响后可获得较好的结果。

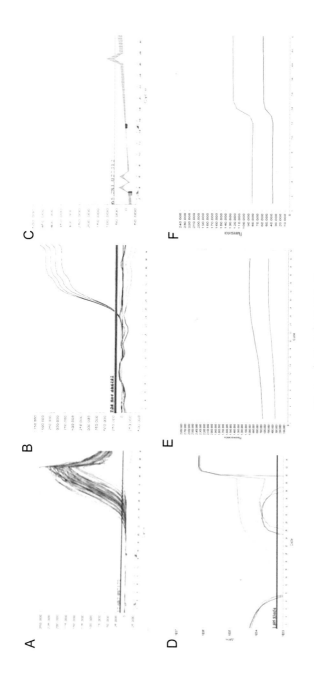

图9-1 各种异常扩增曲线

（A.热盖加热异常；B.卤素灯接触不良；C.电压不稳；D.耗材质量差；E.反应液少量蒸发；F.反应管内有气泡）

三、数据上报

数据上报由指定的数据管理员操作,可分为阴性结果上报、可疑阳性结果上报、不合格标本上报和任务进度上报四类。

1.阴性结果上报必须快速,以便指挥部及时知晓检测进度,需反复叮嘱三区的队员"结果出一批即审核发布一批,不能多批集中审核发布"。

2.可疑阳性结果上报节点可以分成两种,上报时数据管理员和三区审核岗队员收集原始管信息、检测试剂、各基因 Ct 值、混采或单采等信息,填写"阳性结果上报登记表"并通过指定渠道上报,复测结果出来后再沟通汇报。

(1)在大规模筛查的早期,一般阳性标本频率高且阳性 S 形曲线典型,若出现双靶基因 Ct 值明显低于弱阳性质控,且曲线呈明显 S 形,则可以选择"复测时同步上报结果"。

(2)若单基因阳性或者双靶基因弱阳性,Ct 值大于或接近弱阳性质控 Ct 值,则应选择"复测后若阳性再上报结果"。若复测后仍是单基因阳性或者结果较难判定,则可报告为"结果异常需要再次采样",同时电话沟通并汇报异常情况。

3.不合格标本信息上报见第五章,必要时根据不合格标本的具体类型,分析不合格标本的来源,并向指挥部汇报,提醒采样点开展必要的培训。

4.尽管指挥部有信息系统可以查看进度,但是由基地现场人员预测任务完成节点会更准确,数据管理员应及时关注标本签收和录入情况、批次上机时间和复测标本个数和时间,上报时间节点,让指挥部可以更准确地调度标本。

第十章
安全管理

安全管理主要包括生物安全管理、消防安全,以及预防队员跌倒、疲劳过度等其他安全管理。基地应成立安全管理组,持续开展风险评估并落实改进措施,优化安全操作流程,开展培训和监督,在关键位置张贴警示卡,反复强化"感控预防,不分你我"的意识,将感染防控要求落实到每一名队员和实验室的每一个角落。本章内容是大规模基地安全管理的经验总结,更详细的要求需参照相关文件。

一、生物安全

1.合理设置清洁区、污染区和各类通道

根据现场情况,尽可能提前做好规划设计,方舱或气膜实验室可采用隔离带分区,设置一脱区、二脱区、队员出入口、标本流、物资流、医疗废物通道,张贴标识,做好培训和监督(示例见第一章)。

2.正确穿脱防护用品

(1)按要求在指定位置穿、脱防护用品,管理组提前打印穿、脱流程并张贴在醒目位置(可参照附件5"防护用品穿戴操作卡"和附件6"防护用品脱卸操作卡")。

(2)在清洁区穿戴好之后,队员之间应相互检查,尤其要确认N95口罩气密性良好。安全管理组应提前检查,若发现防护用品大小不合适或者质量较差,应立即提醒更换。

(3)每班次队员较多,组长应提前做好安排,确保有序下班,禁止一窝蜂地在一脱区和二脱区脱卸;一般建议每次2人,但实际较难做到,可根据一脱、二脱区面积大小,尽可能保证脱卸时队员之间伸手不会触碰到;基地运行前两天,在每班次下班前,安全管理组安排专人在污染区出口监督并指导。

（4）队员脱卸时应避免接触污染面，尽量让内层包裹外层，动作不宜过快，避免扬起污染物。

（5）由于队员较多，脱卸的防护用品体积较大，所以一脱区、二脱区需要配置较大的垃圾桶和垃圾袋，队员需要及时鹅颈式扎好垃圾袋并放在指定位置。

3.强调手卫生

（1）务必在污染区出口附近设置流水洗手池。

（2）在操作过程中，如果手套有疑似污染，应尽快更换手套。在脱卸防护用品过程中，做好手消毒。

（3）强调戴手套不能代替洗手。

（4）强调使用快速手消毒液时，第一步是足量、均匀地全面涂抹，再揉搓。

（5）出污染区后必须采用流动水按照七步洗手法规范洗手，使用快速手消毒液不能代替流水洗手。

4.规范操作和清洁

（1）规范使用生物安全柜，确保生物安全柜有效运行。标本开盖必须在生物安全柜内进行。

（2）每班队员下班前进行 1 次小清洁，用消毒湿巾清洁桌面和生物安全柜；当日检测任务结束前进行 1 次大清洁，使用 0.2% 含氯消毒液、75% 酒精或有效的一次性消毒湿巾擦拭提取仪内外部、桌面、台面及地面，用固定和移动紫外灯照射 2 小时。若使用含氯消毒液，应用清水补充擦拭一次。含氯消毒液需每天配制。尽量选择用一次性抹布和拖布清洁各区台面和地面，防止交叉污染。同时清点并补充物资，填写附表 14"整理、维护和清洁记录表"。

（3）标本若有泄露，不得直接用消毒液喷雾，应立即用吸水纸覆盖限制污染范围，再采用 0.55% 含氯消毒液清洁处理。

（4）核酸污染预监测和处理流程见第八章"质量保证"相关

内容。

（5）清洁区高频接触的物表（电脑、电话、键盘）要每日擦拭,开窗通风。

（6）打印并张贴"安全操作警示卡"（见附件7）。

5.医疗废物管理

（1）基地每日产生大量的废弃物,从实验室污染区出来的物品均被认为是医疗废物,需要置于双层垃圾袋中,鹅颈式封口后放在专用运输箱中,设置专用区域集中临时放置。

（2）各班组指定队员负责实验区域内医疗废物的整理和包扎,及时放置在指定区域,防止标本处理高峰期时现场垃圾太多而影响工作效率。

（3）在清理标本和提取板前,务必确认该批提取板和标本结果已经报告。

（4）对于阳性标本,如果是灭活管,可以直接按照医疗废物处理;如果不能明确是否是灭活管,则应该高压后再处理。

（5）由于提取板的角和枪头比较尖锐,非常容易戳破垃圾袋,导致发生污染的风险较高,所以建议用提取板的原包装纸盒来装废弃的提取板,或者对提取板封膜或者封密封袋后再放入垃圾袋。枪头用一次性利器盒放置,利器盒不重复使用。

（6）应在清洁区设置耗材拆包室。大包装的纸箱尽可能不要送入污染区。

（7）一般由当地医院或者附近卫生院联系有转运资质的机构运送基地的医疗废物,医疗队需提前做好沟通,原则上运送频率至少一日一次,确保暂存点垃圾不堆积。

（8）医疗废物需采用统一制式的运输箱,因此医疗废物打包体积不能太大。各班组指定队员和运输队做好医疗废物交接,填写"医疗废物运出交接表"（见附表15）。

▶ **6.驻地管理**

(1)驻地酒店和检测基地两点一线,基地内所有人员与其他未知人员不能有近距离接触。

(2)住宿酒店尽可能单人单间,如果是多人一间,上下班时间要保持一致。

(3)进入酒店后,规范使用电梯,可将外套和鞋子脱在固定区域(有条件时),或者放置在房间进门处,立即丢弃口罩,然后用流水洗手。

(4)房间每日开窗通风。

(5)运送队员的车辆和司机尽可能固定,接送车辆每天用0.05%的含氯消毒液消毒1次,开车窗通风。

▶ **7.健康监测**

(1)固定一个区域(宽敞的大厅或其他通风良好房间)作为内部采样点,所有队员、后勤人员每天进行一次核酸监测,指定采样技术熟练的队员采样,填写"队员核酸筛查登记表"(见附表16),及时提醒和通报未定期检测的队员。

(2)各领队要关注和关心队员的健康状态,如队员有发热(基地配置测温设备)、腹泻等情况,应及时上报。

二、其他安全

▶ **1.消防安全**

基地设备多,尤其是三区,常常需要较多的插线板,需注意不能随意乱接电源,应在电工的指导下合理使用。另外,对这些位置应及时查看,一旦发现隐患立即沟通处理。队员下班前开展安全检查,确保所有设备关机。安全组应每日检查实验室安全通道并保持通畅。基地配置必要的灭火器、消防毯等。

2.防跌倒

方舱实验室,尤其带车头的移动方舱实验室,进出舱有楼梯,出舱时穿着防护服的队员存在跌倒的风险,现场一定要做好提醒警示,并确保夜间场地照明亮度充足,同时建议在楼梯下的地面上铺设软垫。另外,基地临时牵拉的电缆比较粗,常常横在地面上,为避免绊倒,应提前规划好人员通道、物资和标本的传送通道;如果无法避免,应做好警示,或者设置感应灯,最好能铺上压线条。

3.防过劳

在排班时间、夜班和扫尾班的安排上要精细化统筹,防止某些队员值班时间过长。另外,培训和当日总结会议等尽可能避开队员正需要休息的时间段,必要时录制会议音频供错过会议的队员学习。明确队员群的管理规定,务必不能反复打扰正在休息的队员,确保队员休息充分,而不用担心漏看群消息,重要事情建议直接电话联系。队员之间应相互关心,确保队员能及时安排时间休息。

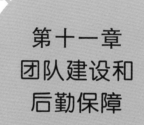

第十一章
团队建设和
后勤保障

为确保"安全、准确、高效"地完成检测任务,临时组成的医疗队应加强团队建设,团结全队队员,"心往一处想、劲往一处使"。后勤保障组确保所有队员吃、住、行无忧,能全身心地投入检测工作中。

一、团队建设

1.确定团队目标,例如"安全、准确、高效",让全体队员充分认识到这个目标的含义,并知晓自己应该如何做、其他队友应该如何做才能实现这个目标,让所有人主动参与到优化流程的工作中,互相帮助、相互督促,进而补齐各环节的短板,最终实现目标。

2.发动队内的党员同志发挥先锋模范作用。若有临时紧急任务,可由党员同志带头组成小分队,带动所有队员。同时,应将工作能力强、认真负责且不计较的队员安排到关键岗位,增强其责任感、使命感,充分发挥其能力。

3.建立管理组群和全体队员群,及时传达各项任务,收集队员的建议,分享照片和视频,并相互认识,倡导积极向上、健康正气的群环境,让所有人参与到团队建设中。

4.不管工作如何忙碌,管理组应每日召集全体队员开展总结,建议采用线上会议的形式(可录制音频给不能参加会议的队员),主要内容包括当地疫情目前的进展、当日任务完成情况、需要改进的环节和改进措施,并表扬一些让大家感动的细节或队员,提醒一些关键的注意事项,明确明日任务节点等。让每一位队员都能直接且准确地理解团队任务。

5.做好宣传记录工作,积极组织和鼓励撰写工作日志、岗位心得,记录基地和驻地的感人事件,利用空闲时间拍摄各类照片、视频,撰写和搜集稿件等,并归类整理。

6.管理组应关心队员的生活需求,收集队员的生日情况,组织人员开展小范围庆生活动,让队员有归属感。

7.少数队员会出现焦虑、紧张等情绪,队员之间应互相关心。若感觉队友有行为、言语等异常,应该及时报告领队,尽早提供关怀与支持,可用聊天等方式,缓解其心理压力,帮助队员自我调适。

二、后勤保障

后勤保障工作非常重要,尤其在执行长期任务时,医疗队应安排沟通能力强、有管理工作经验的队员负责联系和沟通,做好精准保障。注意事项如下。

▶1.饮食

饮食一般由驻地安排提供,要求其安排专人与支援队对接。由于值班队员上下班时间和人数经常变动,所以后勤组应更细致地整理需求,尽可能提供相对准确的时间、送餐地点和份数。早上第一班的工作强度往往最强,更应注意早餐的质量,建议提供多种面食。为夜班队员提供夜宵。清洁区可提供一些水果、糕点、热饮(不要都是凉的矿泉水)等。少数队员常常不能准时下班,现场需要配置保温箱保温或微波炉用于加热。保障组应做好沟通工作,确保队员能吃饱。在条件相对艰苦的地方,避免提过多要求,同时关注饮食的卫生问题,如果食物放置时间过长,要及时清理。

▶2.住宿

住宿尽可能安排在基地附近,最好步行5～15分钟即能到达。建议单人单间。后勤组应掌握所有人的房间号,发给各个班次组长,组长安排班次内相邻房间的队员相互提醒上班时间,确保整班次人员及时同步上班。

▶ 3. 车辆

如果需要车辆,建议用大巴车,同时搭配一些机动的小车(当地可以联系一些志愿者)。车辆可能需要提前办理通行证。在车辆不足的情况下,保障组需要精准安排时间节点,确保不影响交接班。

▶ 4. 其他生活用品

例如,若二脱区出口距离洁净区更衣室较远,需要提前准备保暖外套,避免队员感冒;若基地在室外,预报有下雨、下雪,应提前准备好雨伞或者雨衣;还有一些生活用品,如洗衣液、药品等,应安排专人购买。分发物品时,要做好登记,有序发放。

附　件
操作卡/警示卡
示例

附件 1 分区和定位标签

1.分区标签：队员出口、队员入口、标本接收区、标本签收处、试剂准备区、标本处理区、基因扩增区、一号车、二号车、一脱区、二脱区、耗材暂存区、医疗废物暂存区、清洁区、更衣区等。

2. 标 本 接 收 区 定 位 标 签：空箱放置处、已录入标本、待录入标本、已振荡标本、不合格标本等。

3.试剂准备区定位标签：已分装试剂、复测试剂、复融试剂等。

4.标本处理区定位标签：已加蛋白酶 K 提取板、待检标本、已检标本、已发报告标本、待复测标本、报告未发核酸、待复测核酸等。

5. 耗 材 暂 存 区 定 位 标 签：提取试剂、1000μL 枪头、10μL 枪头等。

6.防护用品定位标签：工作帽、N95 口罩、防护服、鞋套、面屏、外科手套、乳胶手套、隔离衣、外科口罩等。

7.各区通用定位标签：耗材暂存区、办公用品、归档日志等。

注:按需排版打印,张贴在指定位置,运行过程中根据需要优化。

附件 2　预防污染警示卡

> ## 污染是 PCR 室的噩梦！！！
> ## 防止污染，重在预防！！！

关键注意事项：

1.养成好的操作习惯至关重要，所有人员互相监督。

2.为防止扩增产物污染，务必在上机前和扩增完成后观察反应管/板密闭性。产物用密封袋密封后丢弃。此区的手套务必及时丢弃。PCR管底座清洁照射后再使用，禁止直接带回标本处理室。

3.务必重视阴性对照孔内参翘尾现象，如果反复出现，说明实验室存在大的污染风险，应及时报告并采取更彻底的措施。

4.值班组长负责监督清洁通风，确认并注意：

(1)通风系统正常。

(2)及时完成实验室清洁。

(3)含氯消毒液和核酸去污剂可降解核酸片段，常规使用。

(4)75%酒精喷雾可使污染物沉降，可辅助使用。

(5)对怀疑污染的位置采用紫外车近距离照射，并延长照射时间。

注：此卡片内容是举例说明，基地应根据需要优化。

附件 3　试剂简易操作卡

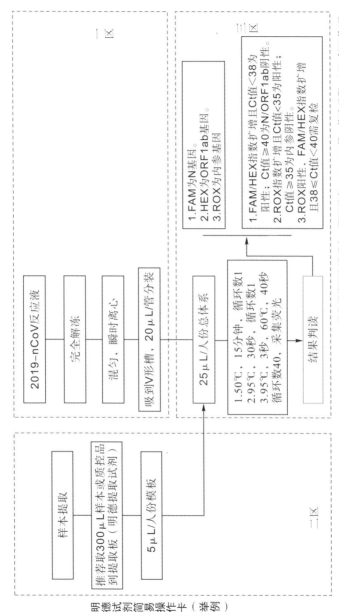

一区

2019-nCoV反应液

完全解冻

混匀，瞬时离心

吸到V形槽，20μL/管分装

25μL/人份总体系

1. 50℃，15分钟，循环数1
2. 95℃，30秒，循环数1
3. 95℃，3秒，60℃，40秒
循环数40，采集荧光

结果判读

三区

1. FAM为N基因。
2. HEX为ORF1ab基因。
3. ROX为内参基因

1. FAM/HEX指数扩增且Ct值<38为阳性；Ct值≥40为N/ORF1ab基因阴性。
2. ROX指数扩增且Ct值<35为内参阳性；Ct值≥35为内参阴性。
3. ROX阳性，FAM/HEX指数扩增且38≤Ct值<40需复检

二区

样本提取

推荐取300μL样本或质控品到提取板（明德提取试剂）

5μL/人份模板

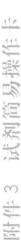

明德试剂简易操作卡（举例）

------ 引自明德提取说明书　鄂汉械备 20200251号　修改日期：2021年12月7日
明德扩增试剂说明书　国械注准 20203400212，修改日期：2021年1月26日

127

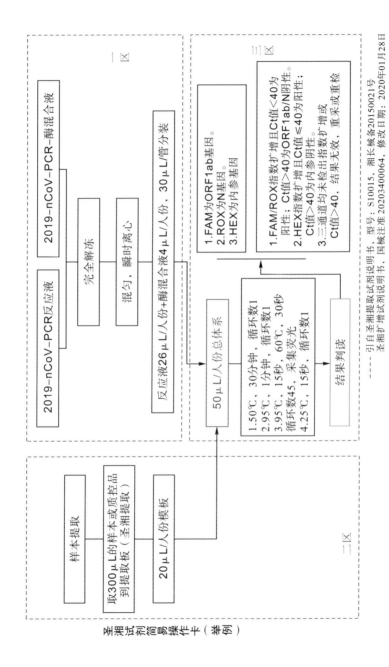

圣湘试剂简易操作卡（举例）

一区

2019-nCoV-PCR反应液　　2019-nCoV-PCR-酶混合液

完全解冻

混匀，瞬时离心

反应液26μL/人份+酶混合液4μL/人份，30μL/管分装

二区

样本提取

取300μL的样本或质控品到提取板（圣湘提取）

20μL/人份模板

三区

1.FAM为ORF1ab基因。
2.ROX为N基因。
3.HEX为内参基因。

1.FAM/ROX指数扩增且Ct值<40为阳性；Ct值>40为ORF1ab/N阴性。
2.HEX指数扩增且Ct值≤40为内参阳性；Ct值>40为内参阴性。
3.三通道均未检出指数扩增或Ct值>40，结果无效，重采或重检。

50μL/人份总体系

1.50℃，30分钟，循环数1
2.95℃，1分钟，循环数1
3.95℃，15秒，60℃，30秒
循环数45，采集荧光
4.25℃，15秒，循环数1

结果判读

————引自圣湘提取试剂说明书，型号：S10015、湘长械备20150021号
圣湘扩增试剂说明书，国械注准20203400064，修改日期：2020年01月28日

128

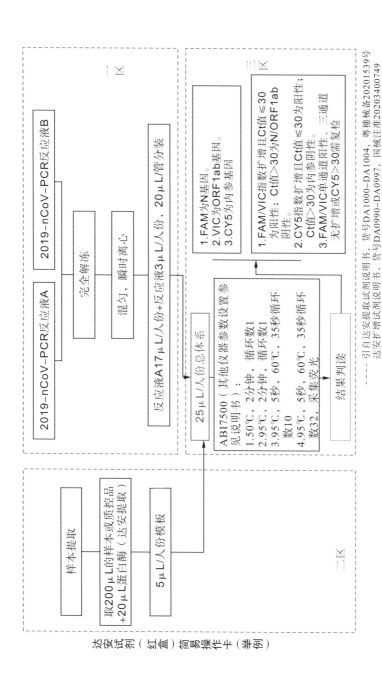

达安试剂（红盒）简易操作卡（举例）

一区

2019-nCoV-PCR反应液A　　2019-nCoV-PCR反应液B

完全解冻

混匀，瞬时离心

反应液A17μL/人份+反应液B3μL/人份，20μL/管分装

二区

样本提取

取200μL的样本或质控品+20μL蛋白酶（达安提取）

5μL/人份模板

三区

反应液A17μL/人份+反应液B3μL/人份，20μL/管分装

25μL/人份总体系

ABI7500（其他仪器参数设置参见说明书）：
1. 50℃，2分钟，循环数1
2. 95℃，2分钟，循环数1
3. 95℃，5秒、60℃，35秒循环数10
4. 95℃，5秒、60℃，35秒循环数32，采集荧光

结果判读

1. FAM为N基因。
2. VIC为ORF1ab基因。
3. CY5为内参基因。

1. FAM/VIC指数扩增目扩增Ct值≤30为阳性；Ct值>30为N/ORF1ab阴性。
2. CY5指数扩增目扩增Ct值≤30为阳性；Ct值>30为内参阴性。
3. FAM/VIC单通道阳性，三通道无扩增或CY5>30高复检。

----引自达安提取试剂说明书，货号DA1000-DA1004，粤穗械备20201539号
达安扩增试剂说明书，货号DA0990-DA0997，国械注准2020340749

129

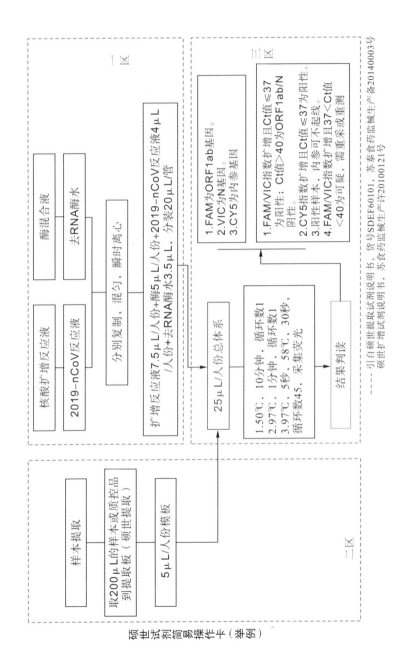

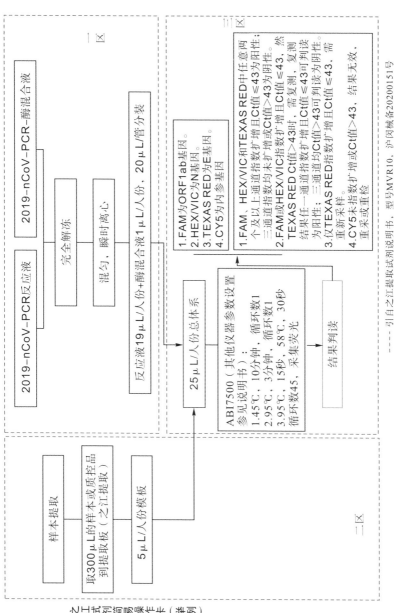

一区

2019-nCoV-PCR反应液　2019-nCoV-PCR酶混合液

完全解冻

混匀，瞬时离心

反应液19μL/人份+酶混合液1μL/人份，20μL/管分装

二区

样本提取

取300μL的样本或质控品到之江提取板（之江提取）

5μL/人份模板

25μL/人份总体系

ABI7500（其他仪器参见说明书）参数设置：
1. 45℃，10分钟，循环数1
2. 95℃，3分钟，循环数1
3. 95℃，15秒，58℃，30秒，采集荧光，循环数45

结果判读

三区

1. FAM为ORF1ab基因。
2. HEX/VIC为N基因。
3. TEXAS RED为E基因。
4. CY5为内参基因。

1. FAM，HEX/VIC和TEXAS RED中任意两个及以上通道指数扩增目Ct值≤43为阳性；三通道指数均未扩增或Ct值>43为阴性；
2. FAM或HEX/VIC指数扩增数目Ct值≤43，然TEXAS RED Ct值>43时，需复测，复测结果任一通道指数扩增目Ct值≤43可判读为阳性；三通道均Ct值>43可判读为阴性；
3. 仅TEXAS RED指数扩增或Ct值≤43，需重新采样。
4. CY5未指数扩增或增或Ct值>43，结果无效，重采或重检。

之江试剂简易操作卡（举例）

----引自之江提取试剂说明书，型号MVR10，沪闵械备20200151号，之江扩增试剂说明书，国械注准20203400057，修改日期：2021年8月5日

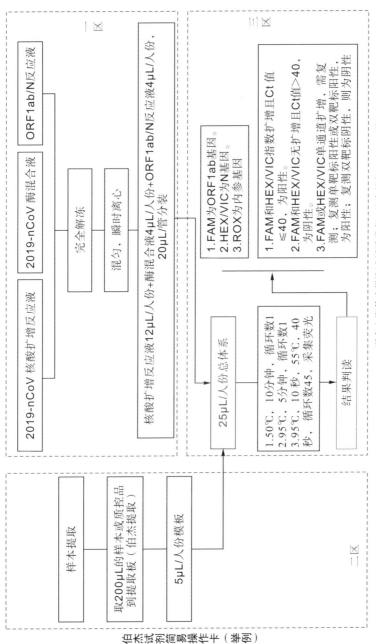

附件4 可疑阳性复测操作卡

原核酸	主试剂	−	+	+	+	+
	复测试剂	−	+	+	+	−
新核酸	主试剂	−	+	+	−	+
	复测试剂	−	+	+	−	+
结果判定和处理		阴性	阳性	阳性	整板复测*	重新采样#

注：* 整板标本重新提取，排除标本加错的可能，必要时可以增加两种试剂同时检测。
怀疑扩增产物污染标本，则建议重新采样。

6.按照上表判断结果，填写"可疑标本复测汇总表"，并再次报告

可
疑
阳
性
复
测
操
作
卡

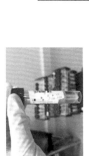

1.发现疑似阳性曲线

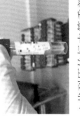

2.立即打电话向基地责任人等报告

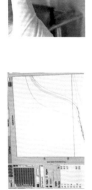

3.找到原始标本核酸

4.找到原始标本管重新提取

复测试剂

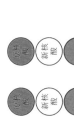
主试剂

5.按照以上排序和规则分别复测

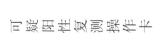

附件5 防护用品穿戴操作卡

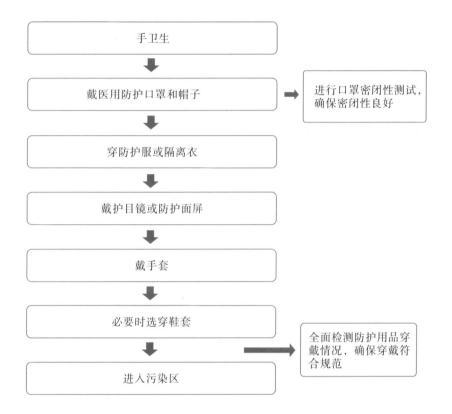

注：应打印多张，张贴在洁净区更衣室。引自《医疗机构内新型冠状病毒感染预防与控制技术指南（第三版）》。

附件6 防护用品脱卸操作卡

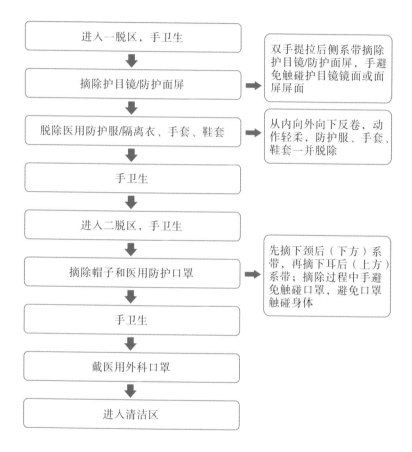

进入一脱区，手卫生

↓

摘除护目镜/防护面屏 → 双手提拉后侧系带摘除护目镜/防护面屏，手避免触碰护目镜镜面或面屏屏面

↓

脱除医用防护服/隔离衣、手套、鞋套 → 从内向外向下反卷，动作轻柔，防护服、手套、鞋套一并脱除

↓

手卫生

↓

进入二脱区，手卫生

↓

摘除帽子和医用防护口罩 → 先摘下颈后（下方）系带，再摘下耳后（上方）系带；摘除过程中手避免触碰口罩，避免口罩触碰身体

↓

手卫生

↓

戴医用外科口罩

↓

进入清洁区

注:操作卡可分成一脱、二脱两部分,分别贴在一脱区或二脱区。引自《医疗机构内新型冠状病毒感染预防与控制技术指南(第三版)》。

135

附件7 安全操作警示卡

进入实验室请注意：

√ 正确穿戴个人防护用品，全程佩戴N95口罩

√ 认真做好手卫生，戴手套不能替代手卫生

√ 各区独立，尽可能避免人、物、气流交叉

√ 做好室内清洁和日常维护，做好各项记录

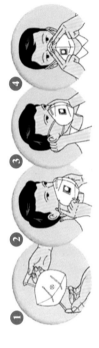

1.面向口罩无鼻夹的一面，两手各拉住一边耳带，使鼻夹位于口罩上方。
2.用口罩抵住下巴。
3.将耳带拉至耳后，调整耳带至感觉尽可能舒适。
4.将双手手指置于金属鼻夹中部，一边向内按压一边顺着鼻夹向两侧移动指尖，直至将鼻夹完全按压成鼻梁形状为止。仅用单手捏住口罩鼻夹可能会影响口罩的密合性。

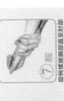
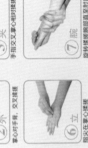
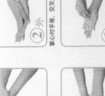
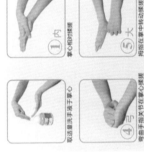

①内 掌心对相对搓揉 　②外 掌心对手背 交叉搓揉 　③夹 手指交叉掌心相对搓揉

取适量洗手液于掌心 　④弓 弯曲手指关节在掌心搓揉 　⑤大 拇指握住大拇指转动搓揉 　⑥立 指尖在掌心搓揉 　⑦腕 旋转揉搓清洗手腕手臂部

注：此卡内容为举例说明，基地应根据需要优化。打印张贴在入口处或者各操作核心区。

附　表

操作记录表

附表 1　物资请领单

附表 1 至
附表 16

申请人：				申请日期：　月　日　时　分		
送货地点：				收货人和手机号：		
序号	需采购物品、设备名称	规格	数量	若无，则 无法检测	需到货时间	
1					月　日　时	
2					月　日　时	
3					月　日　时	
4					月　日　时	
5					月　日　时	
6					月　日　时	
7					月　日　时	
8					月　日　时	
9					月　日　时	
10					月　日　时	
备注：						

注:建议保留表头要素,在 Excel 表格上登记,文件名备注名称和具体时间。

附表2 标本签收登记表

日期:＿＿月＿＿日

时间 （ 时 分）	采样点	是否加急	箱数	估计管数	送检者签字	送检者电话	签收者

注:此表保存在标本接收区,组长按照时间顺序装订存档。

附表3 标本架次分配表

日期：＿＿月＿＿日

时间（ 时 分）	架号	分配区域	管数	传递人

注：此表保存在标本接收区，组长按照时间顺序装订存档。

附表4 不合格标本登记表

日期：____月____日

序号	不合格类型*	具体描述	若有采样管条码,则需填写	若找到包码,则需填写	记录人	检测标本号

*不合格类型：①有条码无信息；②无条码；③条码模糊或撕毁；④条码脱落弄混；⑤双条码；⑥严重漏液不能检测；⑦管内无拭子；⑧无内参；⑨其他

注：此表保存在标本接收区,组长按照时间顺序装订存档。

附表5 检测全流程记录表

日期:＿＿＿月＿＿＿日

班次:□一　□二　□三　　加样签名:＿＿＿＿＿＿　加模板签名:＿＿＿＿＿＿

架号:＿＿＿＿＿＿　□加急　　　　　　提取仪编号:＿＿＿＿＿＿

	1	2	3	4	5	6	7	8	9	10	11	12
A	−1	9	17	25	33	41	45	53	61	69	77	85
B	2	10	18	26	34	42	46	54	62	70	78	86
C	3	11	19	27	35	43	47	55	63	71	79	87
D	4	12	20	28	36	44	48	56	64	72	80	88
E	5	13	21	29	37	P	49	57	65	73	81	89
F	6	14	22	30	38	N	50	58	66	74	82	90
G	7	15	23	31	39	N	51	59	67	75	83	91
H	8	16	24	32	40	N	52	60	68	76	84	−92

扩增试剂:□明德　　　□达安　　PCR仪编号:

阴控:□正常;　　　阳控:□正常　　ORF1ab:　　　;N:　　　;

内参不合格标本:　　　　　　　　　　　　;其他异常结果标本:

可疑阳性标本:

确认上述复测标本是否已经完成并发布结果:□是　□否

注:3阴(N)1阳(P)必要时调整位置。加急架次表可用粉色A4纸打印,此表保存在三区,按照时间顺序装订存档。

143

附表6 三区到二区记录表

日期：___月___日

班次:□一 □二 □三	三区审核人：	二区处理人：
异常结果复测标本		
已发布报告的架号 （可处理的标本）	架号：	
可疑标本	架号：_____ 孔位：_____ 条码号：_____ ORF1ab:_____ N:_____	

注:此表保存在二区,组长按照时间顺序装订存档。

附表7 三区上机和结果发布汇总表

日期：＿＿月＿＿日

三区汇总者＿＿＿＿

序号	PCR仪编号－标本号	质控结果(ORF1ab和N Ct值)	结果全阴	复测标本号(已复测打"√")	结果是否发布(打"√")

注：此表保存在三区，组长按照时间顺序装订存档。

附表 8　可疑标本复测结果登记表

日期：____月____日

标本编号	检测类型	检测试剂	PCR仪编号	出结果时间	阳性标本 Ct 值（ORF1ab 和 N）		阳性质控 Ct 值（ORF1ab 和 N）	对应标本信息（原始管条码）	记录人
					原始核酸	新提核酸			
	□初筛	□明德 □达安							
	□复测	□明德 □达安							
	□复测	□明德 □达安							
	□初筛	□明德 □达安							
	□复测	□明德 □达安							
	□复测	□明德 □达安							

注：此表保存在三区，组长按照时间顺序表订存档。

附表 9　阳性结果上报登记表

序号	标本编号	条码号	姓名	身份证号	送检日期	检测日期	初检结果判定	初检结果			复测结果		
								试剂品牌	ORF1ab	N	试剂品牌	ORF1ab	N

注：建议保留表头要素，在 Excel 表格上登记，文件名备注基地名称和具体时间，通过 Excel 表格上报。

附表 10　标本接收区交班表

事项	___月___日___时	班次：		记录人：
确认 已编架号				
确认 未送架号				
不合格标本	个数：_____　　是否都登记：☐是　☐否			
加急标本 说明				
其他情况				

附表 11　一区交班表

事项	___月___日___时	班次：	记录人：
确认已配制 主检试剂	数量：　　　　　位置：		
确认已配制 复测试剂	数量：　　　　　位置：		
确认 已复融试剂	数量：　　　　　位置：		
其他情况			

注:数量不做精确要求。

附表 12 二区交班表

事项	___月___日___时		班次：	记录人：
确认 待检标本	数量：	位置：		
确认 已检标本	数量：	位置：		
确认 报告未发核酸	数量：	位置：		
确认可疑阳性 待复测标本	数量：	位置：	目前状态：	
确认其他 待复测标本	数量：	位置：	是否已上机：	
确认 待复测核酸	数量：	位置：	是否已上机：	
确认 已分装试剂	数量：	位置：		
确认 可处理的样本	位置：			
确认可处理的 医疗废物	位置：			
其他情况				

注：数量不做精确要求。

附表 13　三区交班表

事项	___月___日___时	班次：	记录人：
已上 PCR 仪架次	编号范围：		
未上 PCR 仪扩增板	架次：　　　　　　　放置位置：		
复测标本上机情况	可疑阳性标本编号和 PCR 仪编号： 其他异常结果标本编号和 PCR 仪编号：		
其他情况			

注：原则上，阳性标本由前一个班次完成复测并上报。

附表 14　整理、维护和清洁记录表

事项	___月___日___时	班次：	记录人：
整理 清点 补充	□ 剩余的已分装试剂做好标识,放入冰箱冷冻保存 □ 剩余已开封提取板等做好标识,封好膜后按要求保存 □ 整理并规范摆放操作台面和生物安全柜等 □ 清点并补充下一班次所需物资： 　①各规格枪头；②提取试剂；③PCR 反应管/板/膜； 　④清洁物品、垃圾袋、密封袋、利器盒等 □ 补充空白记录表		
设备 维护	□ 移液器调回最大量程,用消毒湿巾擦拭表面 □ 用消毒湿巾或 75% 酒精擦拭生物安全柜、传递窗、PCR 仪和提取仪,打开设备紫外灯照射 30～120min □ 关闭电脑、仪器电源		
环境 清洁	□ 含氯消毒液或 75% 酒精清洁桌面、台面 □ 清洁地面 □ 垃圾清理(鹅颈式扎紧垃圾袋,转移至医疗废物暂存区) □ 开启固定紫外灯,必要时采用移动紫外灯照射操作台或者设备,设置 30～120min 或者过夜,关闭日光灯		
备注			

注：此表保存在二区,组长按照时间顺序装订存档。

附表 15 医疗废物运出交接表

时间 （ 月 日 时）	医疗废物 内容	数量 （箱）	医疗废物 交接人	医疗废物 接收人

注：务必双签字。安全组组长确认并保管。

附表 16 队员核酸筛查登记表

序号	姓名	月　日	月　日	月　日	月　日	月　日

注:采集完成后本人在日期栏签字。安全组组长确认并保管。